全脳活性で
潜在意識を書きかえる

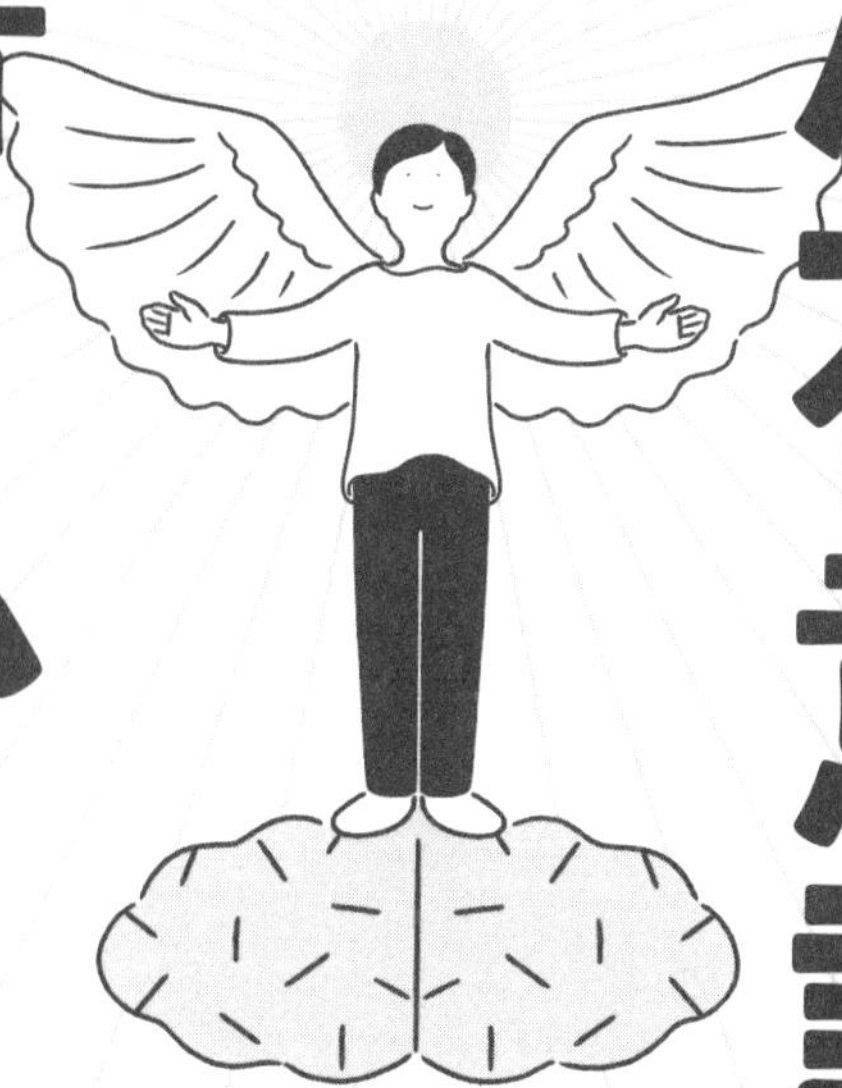

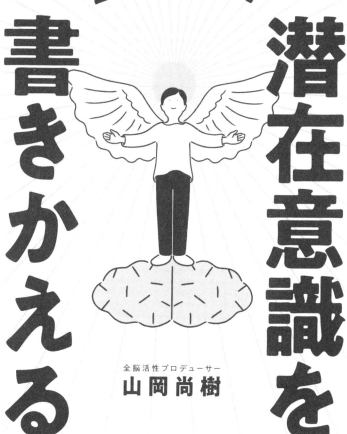

全脳活性プロデューサー
山岡尚樹

フォレスト出版

はじめに――脳は道具、主人公はあなたという意識です

こんにちは。全脳活性プロデューサーの山岡尚樹です。

この本をお手に取っていただき、ありがとうございます。

私はこれまでの24年間で、のべ11万人以上の方々に、さまざまな能力開発の方法をお伝えし、人生を変えるお手伝いをしてきました。

そんな私が、本書を通じてあなたにぜひお伝えしたいのは、

「脳の使い方を変えて潜在意識を書きかえれば、人生が変わる！」

ということです。

脳の使い方に意識を向け、脳を自在に使いこなせるようになれば、おのずと潜在意識が書きかえられ、人生が変わります。**性格や能力、運気や健康状態がよくなり、願望実現がどんどん加速します**。本書では、それに向けて楽しく手軽に実践できる、さまざまなワークをご紹介していきます。

気に入ったものをできれば毎日、それが難しければ1日おきにでも実践してく

ださい。つづけているうちに脳の使い方が変わっていき、おそらく多くの方が、数日で自分の変化に気づくでしょう。そして、**早ければ3週間、遅くとも3か月後には、人生が劇的に変わっている**はずです。

先ほどから「脳の使い方」という表現をしていますが、じつは、**ほとんどの人は、脳を使うのではなく、脳に使われて生きています。**

毎日の生活をふり返ってみてください。

たとえば、気持ちが前向きで、何事にも意欲的に取り組めるときは、物事がスムーズに運びます。これは多くの人が経験していることでしょう。

反対に、気持ちが沈み、不安や恐れにとらわれているときは、面倒なことがいくつも重なりやすいものです。「泣きっ面《つら》に蜂」「踏んだり蹴ったり」「弱り目に祟り目」などの言葉は、そんな状況を表したものといえます。

いや、今書いていて思ったのですが、幸運の連鎖を表す日本語はないのに、不幸の連鎖を表す日本語は、いくつもあるものですね。これは、私たちの意識がネガティブな出来事にとらわれやすいという証拠かもしれません。

では、物事をスムーズに運ぶ「前向きな気持ち」や、ネガティブな出来事を招く「沈んだ気持ち」は、なぜ生まれたのでしょうか。たぶん、特定の出来事がきっかけとなり、気持ちが前向きまたは後ろ向きになったはずです。また、そうした前向き・後ろ向きの気持ちが行動にも影響を及ぼし、嬉しいことや嬉しくないことを連鎖的に引き起こしたと考えられます。

つまり、先に出来事が起こり、それに対して脳が快・不快という反応を示し、意味づけをした結果、行動が変化して、現実を左右したということです。

これが脳に使われている状態です。このときあなたの人生は、あなたという意識ではなく、脳が主人公になっています。

しかし、考えてみれば、人生の主人公が「脳」というのは、おかしな話です。なぜなら、**あなたの人生の主人公は、あなたの脳ではなく、あなた自身、「あなたという意識」**ですから。**脳は、あなたという主人公が、よりよい人生をつくるための道具**にすぎません。まずはこの点を、しっかりと心に刻んでください。

そのうえで、脳を道具として使うためのワークをしていきましょう。

真っ先にやっていただくのは、脳を快適にすることです。簡単にいえば、嬉しい、楽しい、心地よいと、脳に何度も感じさせ、習慣をつくることです。

脳が「快」を感じると、現実の見え方が違ってきます。楽しいこと、嬉しいことに自然と目が向き、明るい気持ちで前向きに行動できます。すると、さまざまなことがよい方向へと大きく変化していきます。

これが「脳を道具として使う」ということです。言い換えれば、起こった出来事に反応して、そのとおりの現実を引き寄せてしまうのではなく、**先に脳を快適な状態にして、望むとおりの現実をつくっていく**のです。

そのときに大事なことは、**全脳の活性化**です。

詳しくは本編で述べますが、私たちの脳は、「考える脳」の大脳新皮質、「感じる脳」の大脳辺縁系と間脳、「生きる脳」の脳幹という3重構造になっています。

大脳新皮質を発達させた私たち人類の脳は、「考える」ことが得意で、ともすると思考にとらわれがちですが、そのベースにあるのは「感じる」ことや「生きる」ことです。この3つの機能があることを改めて認識し、脳全体を活性化させながら脳を使いこなせば、潜在意識が変わり、人生が変わります。

ここで、小さなワークをご一緒に行ってから、本編に進みたいと思います。


軽く目を閉じて、ゆっくりと、大きく息を吐きだしていきましょう。

吐く息とともに、今までの疲れやストレス、不安や恐れが、黒い雲のようにモクモクと体の外に流れだしていくとイメージしてください。

そして、息を吸い込むときは、キラキラと輝く美しい光のようなエネルギーを吸い込みます。鼻から吸い込んだエネルギーは、喉、肺、心臓、胃、腸、手足のすみずみまで行き渡り、あなたを浄化し、力を与えてくれます。

何度かくり返しましょう。大きく吸って、吐いて、吸って、吐いて……。

静かに目を開けてください。


では、はじめましょう!

第1章 全脳活性の決め手！「快脳回路」をつくる

第2章 願望実現を可能にする心のあり方「マインドセット」

第3章 音と香りが瞬時に脳波を変える！「ブレインワーク」

第4章 想像力が現実をつくる！「イメージワーク」

第5章 願望の実現を加速する「エネルギーワーク」

第6章 「究極のワーク」と目的別の「実用ワーク」

装幀=小口翔平+喜來詩織(tobufune)
カバーイラスト=芦野公平
本文デザイン=二神さやか
本文イラスト=ふらんそわ〜ず吉本
DTP制作=株式会社 明昌堂
校正=株式会社 聚珍社

第1章

全脳活性の決め手！「快脳回路」をつくる

脳は「ポジティブ」より「ネガティブ」に反応する

脳が変われば、潜在意識が書きかえられ、人生が変わる。

脳は道具。主人公はあなたの意識。

だから、あなたという意識が、脳という道具をうまく使いこなせば、あなたの人生は面白いように変化していく。

「はじめに」でも述べましたが、これが本書でお伝えしたいことの核心です。ここからは、そのためのノウハウを具体的に紹介していきます。

その前に、脳が持っているふたつの特性について、少しだけ話をさせてください。これを知っていれば、各章でご紹介するワークがなぜ効果的なのかをご理解いただけると思います。

ひとつ目の特性は、ほとんどの場面において、**脳はポジティブなものよりネガティブなものに強く反応する**ということです。言い換えれば、嬉しい、楽しい、安心といった気持ちにさせるものより、恐怖や怒り、あるいは不安を引き起こすもののほうに強く反応するのです。

こうした反応は、人間をはじめとする脊椎動物が厳しい環境の中で生き残り、子孫を残して種を存続させるために、あらかじめ織り込まれたものです。

たとえば、ある動物が、自分の命をおびやかすような敵と出くわして「恐怖」を感じたとします。その情動は「逃げる」という行動を起こさせるので、動物は結果的に危険を回避することができます。

また、「怒り」を感じた場合は「戦闘態勢」に入り、相手と戦い、打ち負かすことで危険を排除しようとします。そのほか、「不安」という情動は、周囲の気配に敏感になり、いち早く危険を察知することに役立つでしょう。

つまり、**ネガティブな情動が、自分の命を守ることに役立っている**わけです。

ちなみに、このとき動物の体の中では、アドレナリン、ノルアドレナリン、コルチゾールといったホルモンが放出されます。すると、瞳孔が拡大し、心拍数が上がり、血圧が上昇し、筋肉に多くの血液が送り込まれ、危機に応じて瞬間的・爆発的な行動ができるような状態になります。

俗にいう「火事場のバカ力」は、このようなときに発現します。

ここで何を申しあげたいかというと、**脳がネガティブなものに反応するのは自然なことなので、それをいちいち気にしなくてもよい**、ということです。「なぜ私はこんなに暗いのだろう」「なぜ前向きになれないのだろう」などと考え込む必要はないし、ましてや「前向きにならなくては！」と、がんばったりする必要もありません。

ついでに申しあげますと、「暗くなってはいけない！」と、ネガティブな気持ちを抑圧したり、「（本当は暗い気持ちだけど）私は暗くない」と封印したりするのは、さらによくありません。

いちばんよいのは、自分がネガティブになっていることにまず気づくこと、そして、ネガティブになった原因についてあれこれと考え、深掘りするより、「ちょっと落ち込んでいるな」くらいに認めて受け流すことです。そのうえで、これからお教えするワークを実践してください。そうすれば、脳は自然とポジティブになっていきます。

ここでいう**ポジティブとは「快」、ネガティブとは「不快」**と言い換えることができます。要するに、脳を喜ばせて、心地よく快適な状態にしてやれば、それに応じて心と体、さらには状況を認識する視点やその後の行動が変化して、これまでとは違う現実がどんどん生みだされていくのです。

脳は「現実とイメージの区別」がつかない

ふたつ目の特性は、**脳はあなたのまわりで実際に起きている出来事と、あなたが内面でイメージしている出来事との区別がつかない**、ということです。いえ、むしろ、ふだんあなたがイメージしていることこそ自分にとっての現実だと認識し、それに合わせて脳内のシナプスを結合させていきます。

ご存じのことと思いますが、アスリートたちは、このような脳の特性をいかしてイメージトレーニングを行います。

たとえば、短距離走の選手が、１００メートルを自己新記録で疾走する自分をリアルにイメージすると、どうなると思いますか？　血圧が高くなり、心拍数が上昇し、走るときに使う筋肉が実際に動くことが確認されています。

もっと身近なところでいえば、レモンや梅干しを思い浮かべるだけで、酸っぱさを思いだして唾液が出てきますね。これも脳がイメージを現実だと理解し、それに見合った体の反応を引き起こした例です。

また、ケガや術後の回復を促すためのリハビリテーションの現場でも、イメージトレーニングが用いられています。動きにくい手や足がスムーズに動くとイメージしてから訓練や手技を行うと、イメージトレーニングを行わなかったときと比べて、良好な結果が得られるそうです。

このように、**イメージが心や体を変化させ、現実をつくっていく**ことは、すでに事実として認められ、さまざまな分野で活用されているのです。

「快脳回路」と「不安回路」

さて、いよいよあなたの番です。あなたのイメージは、どのように人生をつくっていくのでしょうか。

たとえば、あなたが「自分は豊かで幸せだ」「ウキウキ、ワクワクしている」とイメージすると、脳内では、豊かで幸せ、ウキウキ、ワクワクという脳内回路が構築されていきます。私はこれを**「快脳回路」**と呼んでいます。

反対に、「自分は豊かでも幸せでもない、お金や地位がもっと必要だ！」「自分はダメな人間だ、どうしよう」などとイメージしていると、そういう脳内回路がつくられます。先ほどの「快脳回路」に対して、こちらを**「不安回路」**と呼んでいます。

快脳回路や不安回路は、それぞれに見合った体の反応を引き起こし、現実を変えていきます。

快脳回路が稼働しているときは、セロトニン、オキシトシン、ドーパミンといった「幸せホルモン」が分泌され、満ち足りた明るい気分でいられます。世界中が自分を応援し、祝福してくれているように感じられ、いろいろな物事がスムーズに進んでいきます。

不安回路が稼働しているときは、これと逆のことが起こります。アドレナリン、ノルアドレナリン、コルチゾールなどの「ストレスホルモン」が分泌され、緊張感がますます高まり、落ち着かなくなっていきます。

このような状態で考えたり、行動したりしても、なかなかうまくいかないことは、想像に難《かた》くありません。

じつは、**多くの人は、快脳回路や不安回路が自分を動かしていることに気づいていません**。そのため、本来は人生の主人公であり、脳を使う立場にあるあなたの意識、つまり「私」が、知らず知らずのうちに脳に使われてしまう、ということが起こるのです。

そして、あなたが脳に使われたとき、あなたの性格や能力、得られるチャンスや運気、健康状態、さらには、あらゆる願望実現のスピードが、あなたの知らないところで、脳によって決定されていきます。

この関係をひっくり返し、あなた自身が人生の主人公になりましょう。性格や能力から願望実現のスピードまで、あなた自身が決めるのです。

今、あなたを取り巻く「現実」というものがあります。その現実は、強固で、物理的で、客観的なもので、自分の外側に存在するものとして、あなたには感じられるかもしれません。しかし、実際は、そうではないのです。あなたが認識している現実は、強固でも客観的なものでもなく、あなたの内面、すなわち意識や脳内回路が投影されたものです。だから、あなたしだいで柔軟に変化していきます。もっといえば、脳内回路をつくり換え、潜在意識を書きかえることで、現実はみるみる変わっていくのです。

私たちは潜在意識に動かされている

ここで少し、潜在意識について、改めて説明しておきましょう。

私たちの意識は、しばしば氷山にたとえられます。

氷山は、海上に頭を出していますが、それは全体の１割にすぎません。まさに氷山の一角ともいうべきこの１割が、私たちが自覚できる「意識」です。昨今では、顕在意識という表現も用いられています。

一方、海面下には、残り９割の意識が存在します。これが潜在意識です。潜在意識とは、言い換えれば無意識の世界です。ふだんは意識にのぼってこないトラウマや、行動を阻害または制限する精神的なブロックやブレーキは、凍りついたまま、ここに埋もれています。

じつは、**私たちの行動を規定する力が大きいのは、意識ではなく無意識、顕在意**

識ではなく潜在意識です。

たとえば、日常生活で私たちは、箸を使ったり、自転車に乗ったりします。このときあなたは、「親指・人差し指・中指でまず1本をはさんで……」「右足と左足で交互にペダルを踏んで……」などと、意識して体を動かしますか？　最初のうちは練習が必要でも、やがて自然と体が動くようになったはずです。

顕在意識と潜在意識の関係は、このようなものです。つまり、最初は顕在意識が担当していても、何度かくり返され、習得されると潜在意識に担当が移り、自動運転がはじまるのです。

心の癖も、このようにして生まれます。ざっくりといえば、Aという事柄と「辛い」という感情を何度か一緒に体験すると、「Aは辛い」という観念が潜在意識に定着します。そして、AもしくはAを想起させる物事に遭遇したとたん、辛いという感情に襲われ、行動が規定されていくわけです。

その意味で**潜在意識とは、「起きた出来事に与えた意味づけの蓄積」です。別の言葉にするなら、「過去の自分の意識」**なのです。

まずは脳を「ご機嫌さま」にする

こうした心の癖、ひいてはトラウマやブロックといったものを気にする方は多いと思います。しかし、言わせていただけるなら、そういうものにこだわりすぎるのは無意味であるばかりか、有害な場合があります。

というのも、**トラウマやブロックのように形のないものは、確認すればするほど、その傾向が強固になる**からです。たとえば、あることに何度か失敗した結果、「私は○○が苦手だ」という認識が生まれた場合、それを自分に言い聞かせれば言い聞かせるほど、いっそう「○○が苦手」になっていくようなものです。

では、そのような「縛り」から解放されるには、どうしたらよいのでしょう。必要なのは、トラウマと向きあい、克服の努力をすることではないと、私は考えています。それより、まずは心地よい音を聞いたり、うっとりするような香りをかいだりして、脳を快適な状態にすることが大切です。私はこれを**「脳をご機嫌さまにする」**と表現しています。

脳がご機嫌さまになったら、トラウマやブロックといった過去に意識を向けるのではなく、あなたが望む未来に意識を向けましょう。そして、望む未来をリアルに何度もイメージするのです。すると、**脳は現実とイメージの区別がつきませんから、望む未来を現実だと認識し、そのような行動を促します。**また、くり返しイメージしているうちに、それはいつしか潜在意識に刷り込まれ、箸を使うときのように、自動運転で現実化していきます。

考える脳・感じる脳・生きる脳

ところで、あなたの道具である脳は、どのような構造になっていて、それぞれの部位がどのような機能を担っているのでしょうか。

それを知ることもまた、脳を使いこなすには大事なポイントです。家電の取り扱い説明書にも「各部の名称と働き」という項目が必ずありますからね。それと同じだと思ってください。

脳の中身は、次の3重構造になっています。それぞれの機能についても、簡単に説明していきます。

●大脳新皮質（考える脳）

いちばん外側にあり、**「霊長類の脳」**ともいわれます。左脳と右脳とに分かれていて、それぞれに異なる役割を担っています。

左脳は「言語思考」が得意で、論理、計算、判断、分析などを担当します。「あなた」と「私」、「あちら」と「こちら」など、さまざまな事柄を分け、比較して考えるという特徴があります。目に見える物理的な現実、すなわち**顕在意識に対応する脳**ともいえます。

右脳は「イメージ思考」が得意で、直感、想像、創作などを担当します。物事を融合・調和という方向に動かしていくのが特徴です。目には見えない情報とも共鳴して、深く広い精神世界、すなわち**潜在意識につながる脳**ともいえます。

●大脳辺縁系・間脳・松果体（感じる脳）

大脳新皮質の内側には、**「哺乳類の脳」**ともいわれる大脳辺縁系と間脳があります。本能、好き嫌い、感情、意欲などをつかさどるとともに、さまざまなホルモン分泌を調整する部位です。幸福感をコントロールする脳でもあります。

また、間脳の奥には松果体があります。この松果体は「額のチャクラ（第3の目）」と密接につながっているとされます。松果体が活性化すると超感覚が開き、サイキック的な能力が発現したり、3次元という制限を超えて、意識をいろいろな次元へ飛ばしたりできるともいわれています。未知の潜在能力を開花させる器官といってもよいでしょう。

●脳幹（生きる脳）

いちばん奥にあるのは脳幹です。**「爬虫類の脳」**ともいわれ、呼吸、体温、心拍、睡眠と覚醒、筋肉運動、消化・吸収など、その個体が生命を維持していくためのさまざまな調整をします。

なお、脳幹が元気な人は、見た目がとても若々しいという特徴があります。いつも健康で、ケガや病気などをしてもすみやかに回復します。逆にいえば、この部位が活性化すると、自然治癒力の向上やアンチエイジングが実現します。

脳の３重構造と働き

考える脳
大脳新皮質（霊長類の脳）
左脳（言語脳）：論理・計算・判断・分析・比較・顕在意識
右脳（イメージ脳）：直感・想像・共振共鳴融合・潜在意識

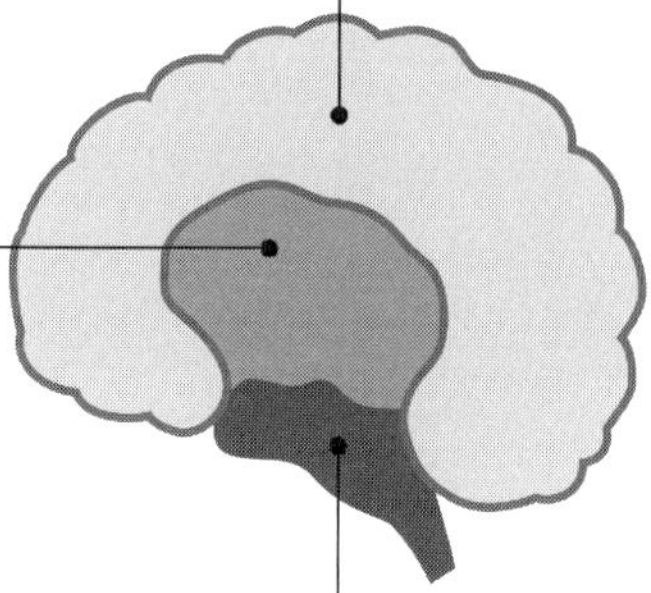

感じる脳
大脳辺縁系・間脳・松果体（哺乳類の脳）
本能・好き嫌い・感情・意欲・ホルモン分泌の調整・超感覚・幸福感のコントロール

生きる脳
脳幹（爬虫類の脳）
呼吸・体温・心拍・睡眠と覚醒・筋肉運動・消化と吸収・自然治癒力・アンチエイジング

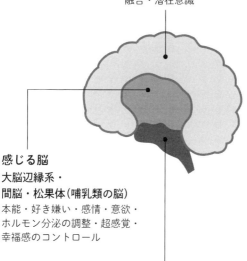

このような3重構造を持つ脳全体を活性化することによって、さまざまな能力のスイッチがオンになり、短期間で、なりたい自分になることができます。そういう可能性が、私たちひとりひとりの脳に秘められているのです。

そして、あなたの全脳を活性化し、さまざまな可能性を開花させるのが、次にご紹介する3つのワークです。

快脳回路をつくる「ブレインワーク」

ブレインワークの目的は、快脳回路をつくり、いつでもどこでも自在に稼働させることです。言い換えれば、脳という道具に使われず、自分の意志で脳を使いこなしていくためのワークです。

これを習得すれば、どんな状況でも、脳を「ご機嫌さま」にすることができます。また、テレビのチャンネルを変えるような感覚で、**脳波を自在に変えられるようになります**ので、ぜひ楽しみにしてください。

ブレインワークには、いくつかのツールを使います。光をイメージさせる音、特定の周波数を奏でるチューナー、脳の中心にダイレクトに届く香りなどです。こうしたチューニングツールを、自分の脳を快適にするために使ってみてください。香り以外のものは、各ページに記載したQRコードやURLから音源にアクセスできます。それも併せてご案内していきます。

また、ブレインワークの最終目標は、音や香りなどのツールがなくても、脳波を自在にコントロールできるようになることです。その秘密についてもお教えしましょう。

ブレインワークの詳細については、第3章をご覧ください。

本当の願望を明確にする「イメージワーク」

イメージワークの目的は、眠っている右脳を開き直すことです。そのうえで、願望を明確に設計する力と、願望がすでに叶った未来をリアルに思い描く力を身につけていきます。

ここで最も大切なのは、自分が**本当に望む未来を明確にイメージすること**です。というのも、ほとんどの人が「こうならないでほしい」と、自分にとって起きてほしくない未来ばかりをイメージしがちだからです。

すでにおわかりだと思いますが、「こうならないでほしい未来」を念じつづけると、脳がそれを現実だと思い込み、それに見合った働きをはじめてしまいます。せっかくのイメージ力が、ネガティブな方向に使われるわけです。それは、あまりにもったいない。**「こうなってほしい未来」をイメージし、その力を使って、望む未来を現実化しましょう。**

イメージすることや、深い意識、潜在意識とつながることは、右脳の得意分野です。ですから、まずは右脳のスイッチをオンにして、自分の深い意識とつながり、その声を引きだしていきましょう。すると、魂の底から自分が叶えたいと思う未来が明確になっていきます。

そのためのツールとして「シンボルイメージシート」（１３９ページ）を使います。シンボルイメージシートは、叶えたい未来を具体的に書き込むツールです。３か月後、あるいは1年後や3年後に自分がどうなりたいかを書いてもよいし、今日一日をどう過ごすかを決めるために使ってもよいのです。私もよく使っていますが、とても便利で有意義かつ効果的なツールです。

このシンボルシートの活用によって、魂の底から「こうなりたい自分」が、たんなる希望ではなく確信へと変化していきます。

イメージワークの詳細については、第4章をご覧ください。

願望実現を加速する「エネルギーワーク」

エネルギーワークの目的は、**自分自身でいろいろなエネルギーを感じて、それを自在に使えるようになる**ことです。すると、願望実現が加速していきます。また、自他ヒーリング、潜在意識の書きかえなどが可能となります。

エネルギーワークによって体験できる変化は、自分の中に流れているエネルギーの滞りが、すぐにわかるようになるということです。また、滞りを感じるだけでなくて、流れをよくすることができます。

エネルギーの流れがよくなると、願望実現が加速することはもちろん、体にちょっとした不調が発生しても、すみやかに回復できます。

また、今まで抱いていた執着や思い込み、過去に縛られていた自分のあり方などに気づき、「そういうものは関係ない、今ここで自分のエネルギーを変えれば、すべての制約から解放される」と、はっきりと実感できるようになります。そこまでいくと、**不思議な出会いや幸運が、次々と訪れる**でしょう。

エネルギーワークの詳細については、第5章をご覧ください。

以上の3つ、ブレインワーク、イメージワーク、エネルギーワークが、主要ワークです。また、これら3つを用いて、脳を丸ごと活性化させていくメソッドを**「全脳活性メソッド」**と呼んでいます。

次の第2章では、主要な3つのワークを支える「マインドセット」について述べていきます。このマインドセットは、いわば準備体操のようなものです。なりたい自分になるための、過去の大掃除といってもよいかもしれません。まずはそこからスタートしてください。

全脳活性メソッドの総合コンセプト

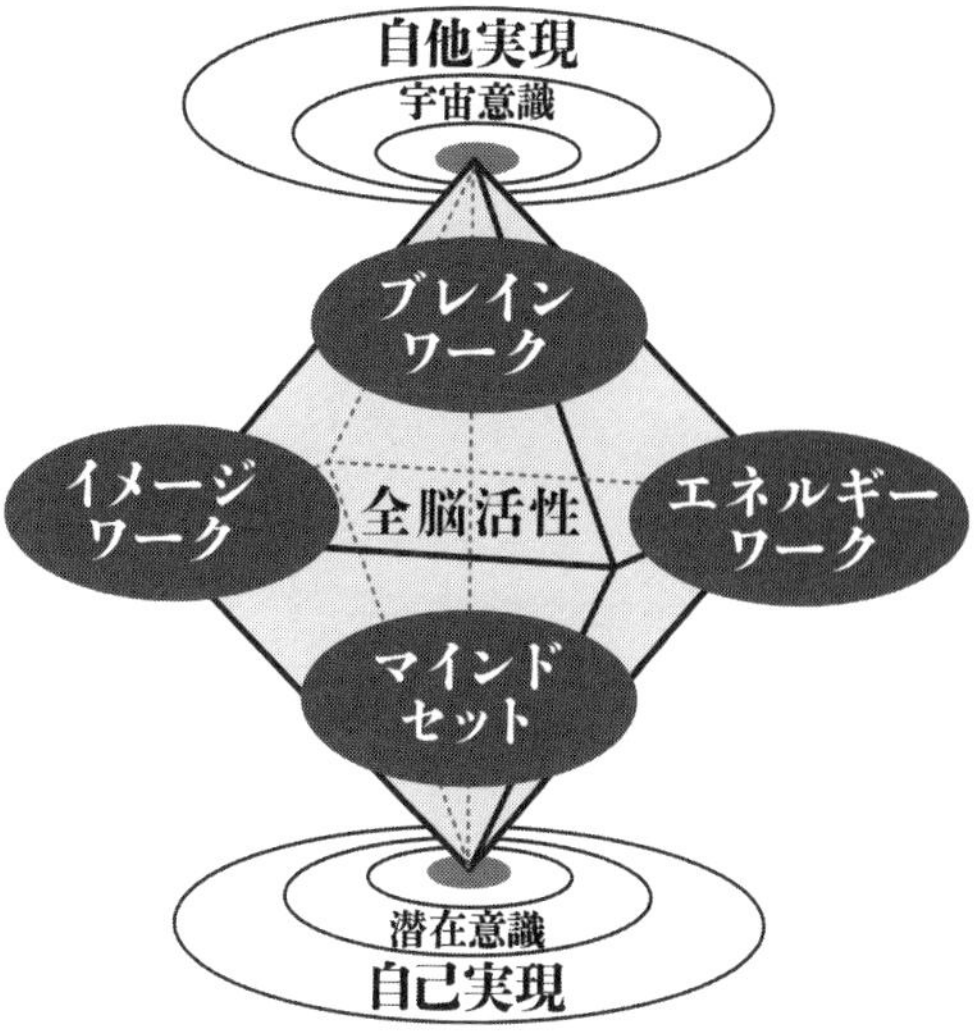

ブレインワーク
快脳回路をつくり、脳波をコントロールします。→第3章

イメージワーク
右脳を活性化し、願望を明確にイメージする力を養います。→第4章

エネルギーワーク
願望実現を可能にする潜在意識の書きかえや自他ヒーリング力を身につけます。→第5章

マインドセット
願望を実現するための心のあり方。各種ワークの前提でもあります。→第2章

「仕事・収入」についての体験談

お金のめぐりがよくなりました

このご時世なのに、ボーナスが1・5倍も出ました。ケガで休んでいたときの傷病手当も、予想より高い額をいただきましたし、ほかにも臨時収入がありました。

また、出費だけに目を向けるのではなく、入ってくるものに意識を向けるようにし、値段ばかり見るのではなく、本当に「ほしい!」と思った物を買うようにしたところ、お金のめぐりがよくなった気がします。コロナを心配した両親が、定期的に食材を送ってくれたことも助けになりました。

ワークとしては、「シンボルイメージシート」を定期的に書き、それを気のボールでインストールしていました。お金に関する不要な観念を手放す誘導瞑想ワークもしていました。

仕事に関しても、日々「シンボルイメージシート」を書き、自分の心と向きあってきたおかげで、やりたいことが見えてきました。富を得ている自分や、やりたいことができている未来の自分とメビウスでつなぐようにしています。(E・Hさん/女性)

イメージした月商を達成!

月商がこれくらいあったらいいな、という金額をイメージして、その金額が入金された通帳を持っている自分とメビウスワークをしたら、実現しました。メビウスワークをつづけているせいか、人間関係が広がり、ご紹介で仕事をいただくことがほとんどになりました。(Y・Mさん/女性)

予想以上に作品が売れました

天然石を素材にしたジュエリーをつくっています。ワークをするようになってから、天然石のエネルギーをより敏感に感じられるようになりました。

メビウスワークは早く効果が出るという情報を得ていたので、作品を出展したイベントの案内ハガキにワークを行ったら、予想以上に作品が売れました。正直なところ、私がこのワークをすることで結果が出せるとは思いませんでした。私のエネルギーがちゃんと届いたのだと確認できて、嬉しかったです。(K・Eさん/女性)

生徒さんも教室も増えました

ベテランの先生からお教室を引き継いだところ、生徒さんが減ってしまい、落ち込みかけていたときに、生徒さんたちと私をメビウスでつなぐワークをしました。たくさんの生徒さんを教えて、笑っている私が浮かんだので、「大丈夫」と思っていたら、生徒さんが増え、3つのお教室を任せてもらえることになりました。ワークのときに浮かんだイメージが現実になっています。

また、毎日トーラスワークをして脳を「ご機嫌さま」にしていくうちに、あれだけお金に対して不安を持っていたのに、今では不思議なくらい不安がなくなりました。(A・Tさん/女性)

ビジネスの糸口が見つかりました

海外に移住した先で、新しいビジネスをはじめる糸口が見つかりました。(H・Yさん/男性)

大変な職場環境が改善されました

公的機関で相談員をしています。今までは失業者のみが対象でしたが、コロナの影響で自営業の方やフリーターも対象になり、申し込みが激増。恐れや不安を抱えた人たちが窓口に列をなし、電話は鳴りやまず、ピリピリムード全開で、怒号をあげる人もひとりではありませんでした。

もともと人に手を差し伸べることが好きでこの仕事に就いた同僚たちですが、はなはだしくメンタルがダウン。そんななか、トーラスワークと香りで常にエネルギーを整えていたら、他部署から応援がくるなど、少しずつ状況が改善していきました。

また、働き方改革を受けて、残業は極力しない方針の職場でしたが、あまりの忙しさに残業が認められ、残業代でエジプトの香油や周波数チューナーを買うことができました。(E・Iさん/女性)

勤務時間が短くなりました

お給料はそのままで、勤務時間が1日30分短くなりました。ありがたく思っています。(N・Sさん/女性)

1週間かかる仕事が1時間で完了

心理カウンセラーの仕事をしています。これまでは、少額でもクライアントさんのためになればと思い、長年やってきたのですが、自分も幸せ、相手も幸せな愛の循環の仕事をすると決めて動きだしたら、私のサロンとしては高額の継続コースのお申し込みをいただきました。

時間をかけなければ、苦労をしなければ結果が出せないと、いらないプレッシャーを自分にかけていましたが、そうした観念から解放されて、「今ここ」に集中できるようになりました。先日も、1週間くらいかかると思っていた仕事が、1時間で、しかもニーズにかなう形で仕上げることができました。（A・Sさん／女性）

激戦の職場に採用されました

自分がやりたかった仕事のことをふと思いだし、それができる職場の求人に応募しました。ところが、激戦で試験も難しく、採用側が望んでいるのは私より若い年代の人でした。結果を待っている間、何度もそこで働いているイメージをしました。なぜか「これは私の仕事でしょ！」という根拠のない自信もありました。結果はもちろん合格です！（R・Tさん／女性）

お給料が上がり、昇進の話も

少しですが、お給料が上がりました。また、昇進について打診されました。（K・Sさん／女性）

2か月で前年度の年収を超えました

ワークをはじめて2か月で前年度の年収を超え、楽々8桁の売り上げを達成しました。（Y・Kさん／女性）

月収がプラス10万円に！

月々の収入が10万円ほどコンスタントに増えています。比較的高価なワークやセッションにも、お申し込みいただけるようになりました。（H・Yさん／女性）

他人様のお役に立つ仕事ができています

これまで自分の学んできたことをいかして他人様の役に立つ仕事をし、収入を得るという夢が叶いました。イベントを主催する機会に恵まれるようにもなりました。（K・Kさん／女性）

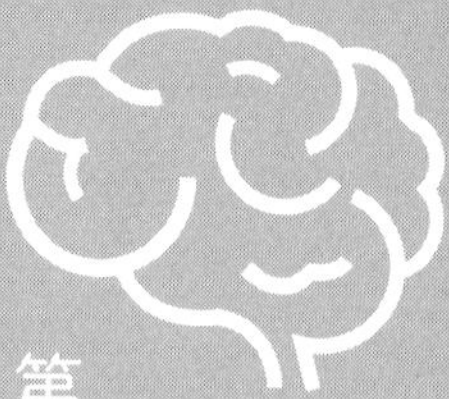

第2章

願望実現を可能にする
心のあり方
「マインドセット」

「マインドセット」とは心のフォーム

一般にいう「マインドセット」とは、過去の経験や教育、先入観からつくられた思考パターンや、固定化された考え方のことです。

ただ、本書では、この「マインドセット」という言葉を**「望むとおりの現実をつくるための心のあり方」**という意味で用います。

たとえば、ボーリングでストライクを狙ったり、弓道で的の真ん中を射抜いたりするには、それに適したフォームというものがありますね。それと同じで、願望を叶えるには、それに適した精神的なフォームがあると考えてください。

このマインドセットが整ってはじめて、各種のワークやレッスンが効果を発揮します。ですから、ワークやレッスンを行う前に、マインドセットが整っているかどうかをまずは確認していただきたいと思います。

じつは、**願いを叶えるために最も大事なのは、マインドセット**なのです。ボーリングや弓道のたとえでご理解いただけたかもしれませんが、きれいなフォームがつくれるようになったら、あとはしっかりとボールを投げるだけ、弓を射るだけです。願望実現についても同じことで、マインドセットが整ったら、あとは行動するだけなのです。

実際、ワークがうまくいかないと相談に来られる方に話を聞いてみると、ワークのやり方が悪いのではなく、たいていはマインドセットに問題があることがわかります。そのため、ちょっと自分を制限しているとか、考え方がかたくなだとか、そういう面が出てきてしまい、ワークが進展しないというのが実情です。

では、マインドセットに不可欠な６つの事柄をお伝えしましょう。

①自己実現を超えて「自他実現」の追求を

本書を手に取ってくださった方の多くは、潜在意識を書きかえて人生をよりよい方向へ変えていこう、かねてからの願望を実現しようと思っていらっしゃることでしょう。

そこで質問です。次の４人のうち、最も願望を実現しやすいのは、何番の人だと思いますか。

①自分の願望に気持ちを集中して、それを叶えようとする人。
②自分は我慢して、他人の願望を叶えようとする人。
③他人を打ち負かして、自分の願望を叶えようとする人。
④自分の願望も他人の願望も、一緒に叶えようとする人。

少し考えればわかりますね。答えは④の人です。
①でも悪くはないのですが、なんといいますか、自分ひとり分のパワーが最大出力になります。
②は、よい話のように思えるものの、長い目で見れば、自分に無理がきます。また、自分が犠牲になったという被害者意識に駆られないともかぎりません。
③は、そのように意識する・しないにかかわらず、意外と多くの人が体験していることかもしれません。少なくとも競争社会では、常にこのような光景が展開されていています。ただ、他人を打ち負かすことが嬉しいという人は、たぶんいませ

ん。そもそも、競争社会で生きているということ自体がストレスフルです。

④は、このなかで最も大きな力が出る選択肢です。やはり**人間は、だれかの役に立てることが嬉しいし、行動の原動力になる**ものです。ましてや自分の願望も一緒に叶えようとするわけですから、何をするにも元気百倍です。

正直な話、セミナーなどの現場で見ていても、「これが自分のやりたいことで、まわりの人も喜んでくれる」という意識を持っている人は、ものすごく伸びていきます。いわばここが分かれ目で、決定的な差につながっていくのです。

このように、自他ともに幸せになっていくことを**「自他実現」**と私は呼んでいます。「自己実現」という自分限定の考え方を超えて、自他実現を目指していくのが新しい生き方であり、最高のマインドセットだと思っています。

ぜひあなたも、だれかのために我慢せず、競争社会にどっぷりと浸からず、まずはあなた自身が、あなたの人生や、あなたであることを楽しんでください。また、他の人についても、自分の人生や自分自身であることを楽しんでもらいましょう。**自分を許し、他人を許し、ともに幸せになる**というスタンスです。

②「トラウマ」や「ブロック」にとらわれすぎない

これについては、25～26ページですでにお話ししたとおりです。

トラウマやブロックは、大なり小なり私たちの潜在意識に書き込まれていると思いますが、それにとらわれすぎないでいただきたいと思います。

私も一時は、そうしたものの消去や解除に取り組んだことがあります。

しかし、いつしかそれが無駄な作業であることに気づきました。なぜかというと、キリがないからです。いくら消してもすべてを抹消することはできず、新たなものが出てくるのです。

また、トラウマやブロックを消そうとして、そこに意識を集中しつづけると、かえってこじれる可能性があることも、すでにお話ししました。気になるからと傷口をさんざんいじった結果、かさぶたが剥がれるなどして余計に傷が深くなってしまうのと、少し似ているかもしれません。

考えてみれば、たとえトラウマやブロックが人生のブレーキになっているとしても、車はアクセルとブレーキがないと運転ができません。その意味では、あっても OK。どうにか消したいなどと、頭を悩ませなくてもよいのです。

そもそも、**トラウマもブロックも過去の産物**です。そして過去とは、起こった出来事に対する主観的な意味づけとその記憶です。したがって、意味づけを変えれば、いかようにも変化させられます。

もうこれからは、過去の産物に縛られるのをやめましょう。そして、「今ここ」に意識を集中し、自分のあり方を一瞬、一瞬、選択していきましょう。**過去も未来も「今ここ」の集積**です。つまり、「今ここ」を充実させれば、現在・過去・未来のすべてが豊かで幸せなものになるのです。

③「直感きたら即行動」を合い言葉に

「今ここ」に集中し、**自分がどうありたいかを決めるときに必要なのは、思考よりも感覚であり、感覚に根ざした直感**です。

すばらしい香りをかいだときの気持ちよさ。美しい音色を聞いたときに体に伝わる、心地よい振動。そういうものを味わう感覚を目覚めさせてください。

これからは、**思考ではなく、感覚が出す答えに従っていく時代**です。今までは思考が優先で、「これとあれならどちらがよいか」と迷ったりしましたが、そのように迷うのは、思考を使っているからです。感覚を使えば、迷いません。

じつは、**感覚とは、魂の声**です。心からの本音といってもよいと思います。直感もそこからきます。それにちゃんと耳を傾け、尊重していきましょう。

直感がきたときにいちばんよいのは、とりあえず動いてみることです。「あの場所へ行きたい」と感じたら、まずは行ってみる。すると、移動中に素敵な出来事が起こったり、ひらめきが降りてきたりします。

直感がきて動いてはみたものの、何も変化がなかった。それでもよいのです。そのときの直感が、たんなる思いつきだったとわかりますから。**「直感きたら即行動」**を何度もくり返しているうちに、自分にとって「YES!」の直感はこれなんだ、と感覚的にわかるようになってきます。

④ワークの前に快脳回路をスイッチオン

これからさまざまなワークをご紹介していきますが、実際に行う前には、必ず快脳回路のスイッチをオンにしてください。

音や香りを使えば、数秒のうちに快脳回路が起動します。あるいは、「これをイメージすると、嫌なことを忘れて心地よくなれる」というものがあれば、そのイメージを使っていただいてもけっこうです。

逆にいえば、不安回路に入ったままでワークをしないでほしいのです。不安やイライラを残したままワークをしても、十分な効果が得られません。

なお、快脳回路のスイッチをオンにする作業は、**1日3分でけっこうですから、ワークをする・しないにかかわらず、できれば朝晩、行ってください。**つづけているうちに、だんだんと脳が変わっていくのが実感できます。

私がこのように申しあげると、皆さん、最初の数日はちゃんと実行します。ところが、1週間くらいすると飽きがきて、「もういいや」となってしまいます。

もったいないことです。ぜひ、3週間くらいはつづけてください。それだけで快脳回路が定着しはじめます。すると、たいていのことは「大丈夫、なんとかなる」と思えるようになります。その状態でイメージワークをすると、本当に驚くような変化が起こりますから、どうぞ楽しみにしてください。

⑤変わるのは相手や環境ではなく自分自身

本書でご紹介するワークを実践すると、あなたを取り巻く現実は、どんどん変化していきます。その「変化」をどのようにとらえればよいのか、例を挙げてお伝えしたいと思います。

たとえば、124ページでご紹介する「メビウスワーク」は、人間関係が劇的に改善されるということで、とても人気の高いワークです。

初心者の方は、このワークを行うことで相手が変わる、環境が変わる、自分のまわりの人たちが、みんな自分に優しくなる、そんなことを期待しがちです。

実際には、そうではありません。変わるのは、相手でもまわりの人たちでも環境でもなく、あなた自身なのです。

メビウスワークの効果とは何でしょうか。じつは、あなたに対して無愛想な人が、愛想のよい人に変身することではありません。**相手が無愛想でもまったく気にならない「あなた」になる**ことなのです。

すると、今までは「嫌な人」「怖い人」と思えていた相手が、嫌でも怖くもなくなります。「あの人はあの人のペースでやっているだけね」（おそらく、事実はそのとおりでしょう）というふうに、あなたの思いが変化するのです。

そのとき、あなたと相手の関係も劇的に変化します。**変化したあなたのエネルギーが、相手にも伝わる**からです。人間という生き物は、それほど鈍感ではありません。気づくか気づかないかはともかく、あなたのエネルギーの変化は、相手の心身に確実に伝わっていきます。

最初のうちは、そこまで納得できなくてもかまいません。メビウスワークを実践して、相手が変わっていく楽しさを体験してください。何度か行っているうちに、変わったのは相手ではなく自分だということが実感できるはずです。

他のワークについても同じことがいえます。**変わるのは、あなたの脳内回路で**

あり潜在意識、そしてあなた自身です。その結果、あなたを取り巻く現実が変わっていくのです。

⑥ゴールまでのプロセスに執着しない

私たちは3次元の世界に生きています。縦・横・高さがあり、時間が一方向に流れていく世界です。この3次元的な制約、なかでも時間的な制約にとらわれてしまうと、願望実現までのプロセスが必要以上に気になってきます。

たとえば、「こんな夢を叶えたい」というゴールを設定したときに、「そのためにはまずこれをやって、次にあれをクリアして、その次は……」と、プロセスにこだわる人が、けっこう多いのです。また、ゴールにたどりつくには、そうしたプロセスをひとつずつクリアしなければ、と思い込んでしまいます。

でも、このような制約は、ぜひ外していただきたいと思います。

願望を実現するには、まず願望そのものを明確にすることが必要です。でも、いったん明確にしたら、**達成までのプロセスについては先入観を持たないほうが**

スピーディに叶います。「ああして、こうして」という想定を超え、思いがけない展開によって一足飛びに実現することもあります。

本書でご紹介したワークを実践していると、そういうチャンスが次々とやってきます。そのときに、「次はこうしなくちゃいけないから」というかたくなな姿勢のままだと、せっかくのチャンスを見逃してしまいます。

ですから、ゴールを明確に設定したら、そこへ到達するまでのプロセスについては、あまり気にしないでください。**思わぬことが起こったら、その波に乗って楽しむ**くらいでちょうどよいと思います。

今申しあげたのはプロセスについてのとらわれですが、条件についてのとらわれというものもあります。

たとえば、「収入が2倍になったら、私は幸せになれる」というのが、これに当たります。「幸せになる」というゴールに、「収入が2倍になったら」という条件がついていることにお気づきでしょうか。裏を返せば、収入が2倍になるという条件が満たされないかぎり、幸せにはなれないのです。

幸せになるというゴールに到達するための手段は、お金を得ることだけではありません。もしかしたら、あなたの身近なところに幸せのタネが隠れているかもしれません。あるいは、思わぬところからすばらしい話が舞い込んでくる可能性もあります。だとしたら、「収入が2倍にならないとダメ」などと条件をつけるのは、やめたほうが得策です。

お金のことだけではありません。「ああなったら、こうなれる」式の考え方からは、そろそろ卒業しましょう。**あなたの直感が、最も早く、効率的な方法を見つけて、あなたに知らせてくれる**はずです。余計なとらわれは捨て、直感に従って願望を実現していきましょう。

不要な観念を手放す「深層クリアリングワーク」

だれもが自分を縛る「観念」をため込んでいる

お待たせしました。ここからいよいよ、本格的なワークに入っていきます。

まずは、自分の中の不要な観念を手放していく「深層クリアリングワーク」を行いましょう。

多くの人は、「望む未来」ではなく、「今ここ」でもなく、「過去」にとらわれて生きています。それが、**潜在意識の書きかえや願望実現へのステップを阻害する「観念」という自己プログラム**です。

観念とは、物事に対して抱く主観的な考えであり、あるものについて抱く意識内容、要するに、本人固有の信念体系や思い込みのことです。

この思い込みは、客観的な事実とは別のものです。起きた出来事に対して、自分が与えている意味づけ。それを観念といいます。

しかし、ほとんどの人は、自分がそうした意味づけをしているという明確な自覚を持っていません。同時に、「無意識」に「意識」を明け渡しているため、いろいろな観念が、知らないうちにどんどん無意識にたまっていきます。

その状態のまま、いざ何かをしようと思った瞬間、無意識の中に蓄積されたネガティブな観念が頭をもたげます。そして、「できっこないよ。だって、今までもそうだったから」とつぶやき、あなたの足を引っ張るのです。

だから**大切なのは、まずは自分が観念を持っていることに気づき、それを浄化**

し、**昇華していくこと**です。

では、具体的にどんな観念があるのでしょうか。

いろいろと調べてみたところ、次のようなジャンルに集約できるようです。

・自分自身と自信についての観念
・お金についての観念
・人間関係とパートナーについての観念
・時間についての観念
・健康についての観念

それぞれについて、見ていくことにしましょう。

自分自身と自信についての観念

まず多いのが、自分自身と自信についての観念です。

なかでも最も多いのは、「自信がない」「自分には価値がない」という内容ですね。多くの人が、さまざまな表現でこれを口にします。

2番目に多いのは、「私は攻撃・疎外されないようにがんばらねばならない」というものです。これは自己防衛本能です。この観念が、自分の自由なやり方や、「楽しみながらうまくいく」という夢を抑圧してしまいます。

3番目は、「私だけが幸せになってはいけない」です。これもまた、非常に多い観念のひとつです。「いやいや、まずは自分が幸せになれれば」などと口では言っても、やはり人という生き物は、「自分だけがいい思いをする」ということを心の深い部分では認めないのです。

自己実現ではなく自他実現を目指しましょう、と41ページで申しあげたのは、そこに理由があります。**自分も周囲も幸せになるという目標を設定すると、潜在意識がゴーサインを出す**ので、スムーズに現実が変化していくのです。

「私は運がよくない」という言葉もよく聞きます。これを手放すためには、私は運がいい、ツイてる！　と一日に何回も言ってみるとよいでしょう。実際、私もやってきましたが、ある程度の効果が得られます。

とはいえ、口先だけで唱えても、深いところでは「運がよくない」と思っているると、効果が持続しません。だから、観念そのものを手放すことが大切で、それができるかどうかで大きく変わっていきます。そのための簡単なワークを67ページからご紹介しますので、のちほど一緒に行いましょう。

以下に、自分自身と自信についての観念の例を挙げてみます。「自分も持っているなあ」と、思い当たるものはありますか？

・私には価値がない（自信がない、能力がない）
・私は攻撃・疎外されないようにがんばらねばならない
・今の私ではダメだ
・私だけが幸せになってはいけない
・私は成功できない（成功する資格がない）
・私は変わることができない
・私は何をしてもよい評価が得られない
・私は運が悪い

お金についての観念

お金についての観念も、じつに多くの人が持っています。自分はお金を手にすることができない、いつもお金に困っている、お金に縁がないなど、ネガティブで強い観念を持っている人が多いのです。

まず大事なのは、そうした自分の観念に気づくことです。観念を持っていることに気づかないで、「もっと、もっと」「ほしい、ほしい」と望んでも、潜在意識に居座った観念がブレーキをかけてしまいます。

反対にいうと、**お金に困らない人、お金を儲ける人というのは、そういうセルフイメージを自分自身に許している人**です。「お金がどんどん入ってくる」と、当たり前のように確信できる人たちなのです。

一方、「物質的・金銭的に豊かな自分」というセルフイメージを持つことができない人は、せっかくチャンスがきても、「手にしてはいけない」「どうせもらえない」と思ってしまい、心も体も動きません。

これはお金についての観念に限ったことではありませんが、たとえば「もう経済状態が苦しくて、苦しくて」と相談に来られる方は、「経済状態が苦しい」という方向でしか話ができなくなっています。

そんなとき私は「それで、あなたはどうしたいですか？　そのために何をしていますか？」という問いかけをします。

するとたいていの場合、「いや、今はそれどころではなくて」というような答えが返ってきますので、「**それどころではないどころか、今こそ動くときです。**あなた自身のエネルギー状態を変えて、どんどん循環させていけば、並行して経済状態が改善していくはずです」と、お話をしていきます。

「私はお金に縁がない」という言葉もしばしば耳にしますが、こういう観念を持つと、本当にお金が入ってこなくなります。

え？　ときどき「自分はお金に縁がない」と思うことがありますか？　でも、ご安心ください。あなたはここで、お金についての自分の観念に気づく機会を得ました。あとはそれを手放すだけです。このことは、お金以外の観念についても同様で、**気づいたときが手放すチャンス**です。

では、お金についての観念の例を以下に挙げてみます。

・私は十分なお金が得られない
・私はお金に縁がない
・お金を得るには努力や苦労が必要だ
・お金持ちになったら妬まれる
・お金があれば自由になれる
・お金は使えば減っていくものだ
・お金を得るのはすごく難しいことだ

人間関係とパートナーについての観念

人間というのは「人の間」と書くくらいですから、人間関係は人生の大きなウエイトを占めています。それだけに、悩みの種になりやすいものでもあります。

友人同士の関係や職場での対人関係といった一般的な人間関係はまだしも、家族関係となりますと、自分の意思とは関係なく、生まれながらに決まっているため「宿命」を感じてしまいます。望む・望まないにかかわらず、自分が背負わされた十字架のように感じることもあるでしょう。

ただ、少し話が脱線しますが、すべての子供は親を選んで生まれてきます。「こんな親を選んだ覚えはない！」と言っている人も、いわゆる生まれる前の世界で次の人生を設計し、この親のもとでこんな体験をしようと決めて、お母さんの胎内に宿るのです。このことは、胎内記憶を持つ多くの子供たちが語っています。

自分の顕在意識を超えて、潜在意識、集合意識、その先にある宇宙意識にアクセスできると、そのあたりのことが自覚できるようになりますが、とりあえずここでは、みんな親を選んでこの世に生まれてくるのだということを、頭の片隅に置いておいてください。

パートナーとの関係も、人生を左右するもののひとつです。「パートナー」というものに対してどんな観念を持っているかによって、引き寄せる相手が決まります。別れても、別れても、また同じタイプの相手とつきあう人は、「私はこういう人としかつきあえない」という強固な観念を持っているのかもしれません。

人間関係といえば、巷《ちまた》では「悪縁を断つ」というワークが紹介されていたりします。悪縁を断つのはいいのですが、「こういう人には来てほしくない」という方向で断とうとすると、反対に悪縁がどんどん来ます。もう本当に、手を替え品を替え、微妙にパターンを変えて、何回も来るものです。

悪縁に悩まされている人は、自分の中の観念がそのような状況をつくっているのだという自覚をまず持ちましょう。そのうえでワークをすれば、いっさいの悪縁から解放されます。

以下に、一般的な人間関係における観念の例をまとめてみました。

・人には気を使わなくてはいけない
・人に過度な自己主張をするべきではない
・人から悪い反応を引きだしてはいけない
・人は私を批判し、ジャッジしている
・人は私を傷つけようとする
・人は私からさまざまなものを奪おうとする

・私は人から認められていない
・私は人から愛されていない
・私は被害者で、相手が加害者だ
・人は私より優れている（劣っている）

時間についての観念

いつも時間がない、時間に追われているなどの観念も、多くの人の潜在意識に入っています。これも、なんとか変えていきたいですね。

時間の観念を変えると、複数のことが同時にできるようになります。また、それが当たり前の自分に変化していけます。

時間がない、間に合わないという観念が自分の能力を縮め、「これだけしかできない自分」をつくっていることに、まずは気づいてください。

その観念を手放し、時間は無限に、しかも同時並行的にあるのだという観念に書きかえていけば、自分でも驚くくらい、さまざまなことができるようになります。また、人生を多方面に展開していけます。仕事だけではなく遊びや趣味、健康管理のための時間をつくるといったことも可能です。

時間についての観念の具体例を以下に挙げておきます。

・私には時間がない
・私は時間に追われている
・大変だ、もう間に合わない
・時間は有限である
・のんびりなどしていられない

健康についての観念

長い人類の歴史の中で、死ななかった人はひとりもいません。肉体的な死は、だれの上にも訪れます。

それがわかっていても、やはり死は恐ろしいものです。だから健康状態が悪くなると不安になりますし、持病などがある人は、悪化するのではないかという心配を常に抱えています。

また、身近な親族が同じような病気で亡くなったりすると、自分もその病気で死ぬのではないかという観念にとらわれやすくなります。

健康というテーマは、相当深いもので、遺伝子のスイッチをオンにするかオフにするかというレベルなのですが、観念を書きかえれば、そこへ到達することも不可能ではありません。すると、持病や難病といわれるものが治癒に向かうこともあります。また、ウイルスに対する抵抗力や免疫力、そして、ダメージを受けた部分の復活力などが、どんどんアップしていきます。

健康について、ありがちな観念は、次のようなものです。

・私は体が弱い
・私は○○という体質だ
・私が○○なのは母親（父親）譲りだ
・この病気はもう治らない

・私は免疫力が低い
・私は痩せられない（太れない）
・私は年老いて醜くなる
・事故にあいそうで怖い

自分の中にある観念を書きだしてみる

ここまで観念についていろいろと説明してきたのは、自分が抱いている観念をまず認識することが重要だからです。自分の中にどのような観念があるかを振り返り、書きだしてみてください。そうすることによって、今まで自分がどんな観念に振り回されていたかが客観的にわかってきます。

書きだしていると、ネガティブな気持ちになってしまうことがあります。これはなぜかというと、書きながら「あのときは、ああだったから、こうだったから」と答えを探そうと、あるいは判断しようとするからです。

そのときの脳波はリラックスのアルファ波ではなくベータ波に傾き、イメージと調和と許しの右脳ではなく、言語化と分析の左脳が優位になっています。その状態であれこれ考えはじめると、その観念がいっそう強固になってしまいます。

そんなときは、**分析や判断をとにかくストップして、ネガティブな気持ちを思いきり感じてください**。自分の中から出てきたネガティブなエネルギーを素直に感じてみるのです。これが大事です。

そして、自分の観念に気づいたならば、もう手放すべきターゲットはわかっていますので、観念を浄化し、昇華して、スッキリすればよいわけです。

観念を手放すときに最も大切なマインドセットは「感謝」です。観念を「敵」と見なして強引に排除したり、「もういらない」とゴミのようにポイポイ捨てたりするのではなく、「今までその観念を味わわせてくれてありがとう」という感謝の気持ちを持ちましょう。そうすることで本当の浄化と昇華が起こり、深いところからスッキリと、クリアな気持ちになることができます。

まずは脳を整えましょう。イライラや不安を抱えたままだと、意識はますます不安なほうへ向かいます。音を聞いたり、気持ちが明るく穏やかになるイメージを描いたりして、快脳回路を起動させてください。

不要な観念を手放す誘導瞑想

これから誘導瞑想を行いますが、できれば、ひとりで静かに取り組めるような環境を確保してください。下のURLまたはQRコードから、誘導瞑想の音源にアクセスできます。次の誘導文を読みながら行うのでもけっこうです。

自分の心に正直に、こんな出来事もあったな、こういうところも自分にはあるなと思いながら、観念に対して感謝を伝え、手放していきましょう。

そっと目を閉じて、深呼吸をしましょう。

大きく息を吸って、吐いて、吸って吐いて……。

あなた自身の意識の深いところにある「観念」に気持ちを向けてみましょう。

今までいろいろなことが起きるたびに自分に与えた、ネガティブな思いを意識してみましょう。

どうせ自分はできない。

http://frstp.jp/zn1

うまくいきっこない。

今までもそうだったし、これからもそうかもしれない。

いろいろな不安や自信のなさ、お金や人間関係に対するネガティブな思い込み。それらが、あなたの中にまだ残っているかもしれません。

もう一度、大きく息を吸って、吐いて、吸って、吐いて……。

胸の前で両手を合わせましょう。そして、それらの観念に対して、こう心の中でつぶやいてください。

今までそのような体験や思いをさせてくれてありがとう。

おかげで私は、いろいろなネガティブな感情や体験をすることができました。

そのような思いや体験をさせてくれてありがとう。

私の中にあった観念は、私がつくったものだけでなく、私の親や先祖、私の周囲の人や関係のないところから、私に入ったものかもしれません。

でも、それらを体験することで、さまざまな感情や思いを味わうことができました。そのことに感謝します。ありがとう、ありがとう、ありがとう。

すべての出来事に感謝します。

すべての感情に感謝します。
すべての存在に感謝します。
すべての体験に感謝します。
すべての私に感謝します。
私の中のすべての観念よ、ありがとう、ありがとう、ありがとう。

いかがでしたか？

じつは、観念に感謝すると、観念そのものが緩んで、溶けて、なくなっていきます。その感覚をなんともいえないスッキリ感とともに味わえるようになったとき、観念プログラムは、跡形もなく消失していきます。

そして、観念を手放すと、目に見えるかたちで状況が変わっていきます。気になっていた状況が、１８０度変わることも珍しくありません。ある日突然、嬉しい連絡が舞い込んだりもします。さまざまなよい変化につながるきっかけが、直感やサインというかたちでやってきます。そのときは45ページでお伝えしたように、「直感きたら即行動」です。

「あ、そっか」「ま、いっか」「もう、いっか」

最後にひとつだけ、付け加えさせてください。

観念を自覚すると「ああ、そうか」という気づきが生まれます。そこで観念と戦ったりしないで、いったん受け入れると「まあ、いいか」という許しの気持ちが湧いてきます。そして、いよいよ浄化するときには「もう、いいか」と、観念を手放す方向へ気持ちが変化していきます。

じつは、「ああ、そうか」「まあ、いいか」「もう、いいか」という言葉だけでも、観念を浄化することができます。いえ、観念だけではありません。何かにとらわれてしまったときに、そこから抜けださせてくれる魔法の言葉といえます。

この言葉を日常生活に取り入れて、何かあったときにはつぶやいてみてください。私はリズムを重視して、「あ、そっか」「ま、いっか」「もう、いっか」と言っています。これを折に触れて口にしていると、本当にそういう気分になり、たいがいの物事が、ほどよいところに収まります。

「願望実現」についての体験談

久しぶりに息子の顔が見られました

いろいろあって疎遠になっていた息子から、「友達と一緒に家に帰るからよろしく」という連絡がきました。短時間の帰省でしたが、久しぶりに顔を見ることができ、友達を紹介してもらったり、体によいからと健康食品を持ち帰ってくれたりと、楽しい時間を過ごすことができました。

あとでふと気づいたのですが、その4か月に、シンボルイメージシートに書いた願望のひとつが「家族がそろって笑顔で会食する。楽しい会食でよかった」というものでした。このころは、願望をイメージしてトーラスワークをしていました。そしてここ2か月は、私と家族を結んでメビウスワークをしていました。疎遠だった息子が、願望で設定していた時期に自ら帰省してくれたことにびっくりでした。（M・Tさん／女性）

願いが現実化しやすくなりました

大きな願望も叶いましたが、日常の小さなことでも、「これがほしい」と考えると現実化するので、とても面白いです。たとえば、大きなテレビを買ったときに、テレビ台をカタログで探していたら、友人から「テレビ台が余っているのだけど要らない？」と連絡が入り、すぐに持ってきてくれました。また、雑貨屋さんでほしいと思ったけれど買わなかった物が、家に帰ると、友人からのプレゼントとして届いていました。今の願いは、自他実現的なものが多くなっています。（R・Kさん／女性）

別荘のリフォームができました

実家の別荘を管理しています。トイレのリフォームをいつかしたいと考えていたところ、台風の影響で水漏れが発生したのをきっかけにリフォームできました。資金のほとんどを実家が出してくれ、自分たちの好みに変更できました。

気になることがあると、「今ここ」から気がそれて、今を楽しめなかったり、過去の後悔と未来の不安に意識が向いたりしていましたが、ありたい自分に周波数をシ

フトすることで、軽やかに、楽に行動できるようになったと実感しています。（A・Sさん／女性）

息子のチームが勝ちました！

息子にとって高校生活最後の大会がはじまったとき、朝からテンションの低い状態で出かけていきました。息子とメンバー全員をメビウスでつなぎ、試合に勝って皆で喜んでいる。それを見て私たちも喜んでいる。そんな未来のイメージをボールにして、息子に飛ばしました。おかげさまで勝ちました！（T・Kさん／女性）

思いがけず実力が伸びました

コロナ禍で仕事ができず、在宅時間が多かった時期は、趣味に打ち込みました。その趣味には、実力を測る試験があります。今までの私は、試験に合格できるよう低いレベルの目標を設定していましたが、頭に浮かんだ高いレベルの目標をそのままシートに記載しました。

すると、その目標を達成する助けとなる優秀な講師が現れ、オンラインで講義してもらえるチャンスを得ました。試験はコロナ禍のため延期になったものの、オンライン講義によって思ってもみなかったほど実力がつきました。（D・Yさん／男性）

友人の移住が即、決まりました

友人夫妻の移住計画が思うように進まなかったときに、その夫妻の浄化と昇華のワークをさせていただいたところ、翌日、無事に移住が決まり、急展開に驚きました。今は私の近くに住まわれ、楽しく過ごされています。（N・Wさん／女性）

書籍出版に向けて一歩前進

まだ確定ではありませんが、思わぬ経緯で出版の依頼を受けました。いつか書籍を出せる機会があればと考えていたので、一歩前進となりました。（S・Nさん／男性）

ダイエットに成功、仕事も順調

コロナによる自粛期間中に体重が増えてしまいましたが、ワークをしたら、1か月くらいでみるみる減りました。また、「17時に退勤」と宇宙にリクエストしたところ、これも叶いました。（E・Hさん／女性）

第3章

音と香りが瞬時に脳波を変える！「ブレインワーク」

現代人の脳は不安回路を稼働させっぱなし!?

この章では、快脳回路をつくるための「ブレインワーク」をご紹介します。このワークによって、いつでも、どこでも、**ほぼ瞬時に「ご機嫌さま」な脳に切り換えることができる**ようになります。

当たり前のことですが、私たちの日常生活では、さまざまな出来事が起こります。自分が望まないようなアクシデントが発生することもあるでしょう。そんなときは「ああ、どうしよう!」「このままではいけない!」という不安や恐れに、つい意識も脳も持っていかれがちです。

こうなると、快脳回路ではなく不安回路が起動します。そして、「不安」を前提に思考やイメージがふくらんでいきますので、ますます不安が強くなります。

お気づきかもしれませんが、現代社会は不安の宝庫です。また、不安を引き起こすような情報が、インターネットなどを通じて、すぐさま拡散されます。近年ではますます、そのような傾向が高まってきたかもしれません。たとえば、新型コロナウイルス、大地震、巨大台風、地球温暖化、少子高齢化、経済の沈滞、各地での紛争、核問題、環境破壊……。こうした大きな不安材料に、勤め先の会社や各家庭、さらには自分限定の不安が加わってきます。

もちろんポジティブな情報もあるのですが、16ページでもお話ししたように、人間をはじめとする動物は、ネガティブなもの、危険なものに注意を向けるようにつくられています。そうすることで、生き残れる確率が上がるからです。その意味では、現代人は大変です。あちらにもこちらにもネガティブな情報があり、下手をすると、それらにいちいち気を取られるのですから。

そんなわけで、私たちの多くは不安回路を稼働させっぱなしで、そこにどっぷりと浸かった状態におちいっています。また、それが常態となっているため、不安回路にとらわれていることに、なかなか気づけません。したがって、**まずは不安回路の存在に気づき、そこから抜けだすことが重要**になります。

そのために有効なのがブレインワークです。これを実践することで、脳波を自在に変え、脳内ホルモンを調整していくことができるようになります。

最終目標は脳の自在なコントロール

ブレインワークでは、音と香りを使って、脳波をすみやかに変化させていきます。また、**このワークの最終目標は、音や香りを使わなくても、いつでも自在に自分の脳をご機嫌さまにすること**です。難しいことではありません。自分の脳を快適にしてくれる音や香りを思いだすだけでよいのです。脳はイメージと現実を区別できませんから、リアルにイメージすると、それに見合った反応を示します。

事実、私はこの方法で、自分の脳をチューニングしています。イライラしているな、ガックリきているなと思ったら、音や香りを使っているときの状態をありありと思いだします。すると、ほぼ瞬時に脳波が変化します。

「なぜ自分の脳波が変化しているとわかるの？」と不思議に思われそうですが、私はこれまで本当に何度も脳波測定を経験してきました。ですから、「心と体がこういう感じのときは、脳波の周波数はこれ」ということが、感覚的にわかっているのです。脳が心地よいサウンドや香りを思いだしたときは、確かに脳波が変化していることも確認ずみです。

ブレインワークによって体験できる変化は、集中力と創造力の開花です。

また、いつでもどこでも自分自身をリラックスさせられるので、イライラ、クヨクヨする時間が本当に短くなっていきます。同時に、現状を冷静かつ客観的に見ることができるようになります。

脳波を瞬時に変える「周波数チューナー」

脳波の変化がわかる驚きの実験結果

まずは、音について掘り下げていきましょう。

論より証拠、79ページの実験データを見てください。音によって脳波が素早く変わる様子がわかります。

この実験で使用したのは、私がプロデュースした**「周波数チューナー」**というツールです。チューナーとは、音叉のことです。チーンと鳴らすと、特定の周波数が発生する音叉を使って、脳にアプローチしました。被験者は、私自身です。

このとき使用したチューナーは3種類で、1分ごとに異なる周波数チューナーを鳴らし、左右の耳に近づけてもらいました。チューナーに合わせて、脳波がただちに変化しています。

①の部分は「シューマンブレインチューナー」（83ページ）を聞いたときの脳波です。左脳と右脳がシンクロして、穏やかな脳波が現れています。リラックスしているけれど集中しているという脳波に切り替わっています。

②の部分は、528ヘルツの「DNAチューナー」（88ページ）を聞いたときの脳波です。528ヘルツは、愛と癒しの周波数、あるいは、願望を実現する力を高める周波数などといわれています。グラフから、とくに右脳が活性化していることが読み取れます。

③の部分は、2112ヘルツという高い周波数の「スーパー倍音チューナー」（90ページ）を聞いたときの脳波です。脳波が穏やかになり、左脳と右脳のシンクロ率が上がっていることがわかります。

３種類の周波数チューナーによる脳波の変化

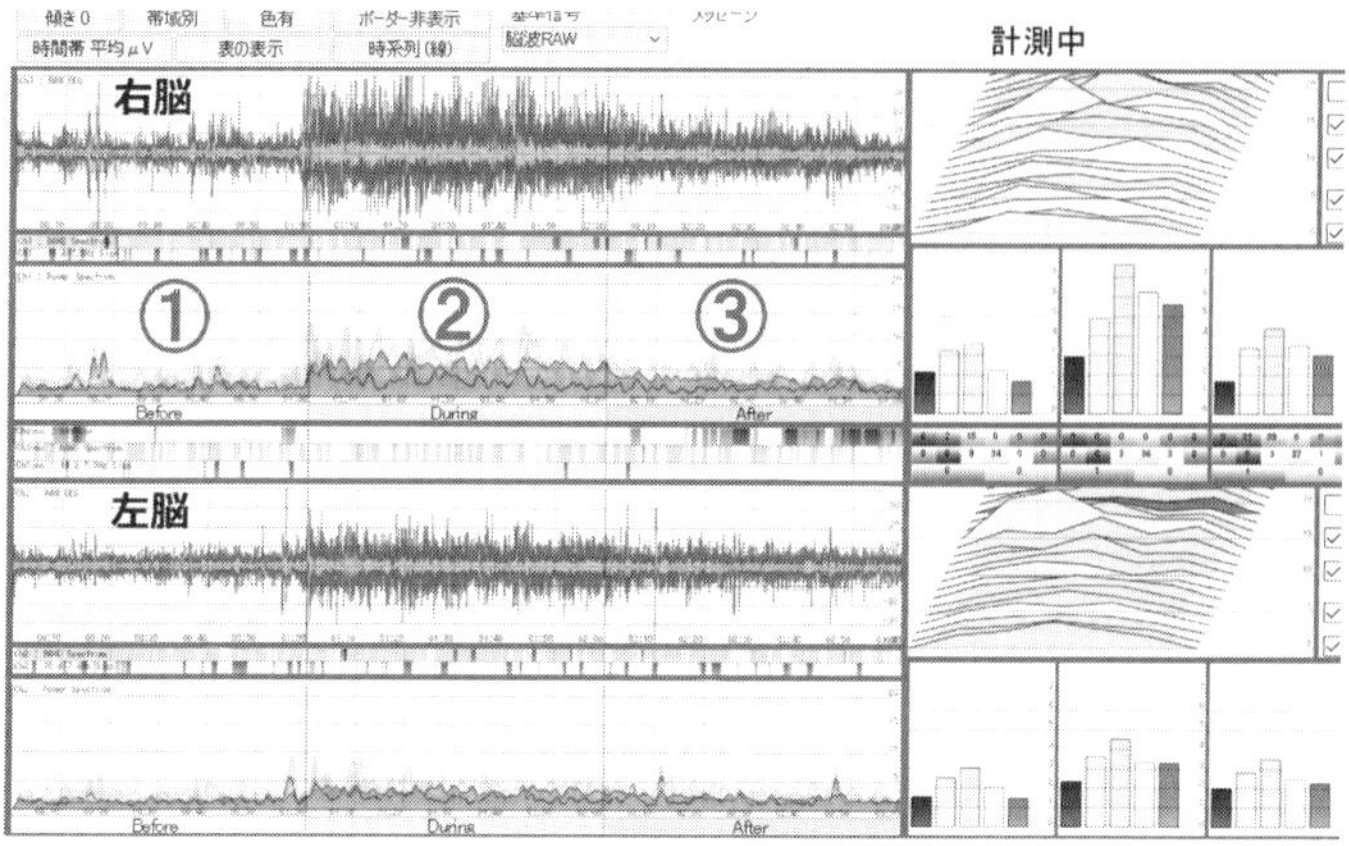

上のグラフは、3つの周波数チューナーを1分ずつ順番に聞いたときの、脳波の変化を示したもの。①は「シューマンブレインチューナー」、②は528ヘルツの「DNAチューナー」、③は2112ヘルツと2119.8ヘルツがセットになった「スーパー倍音チューナー」。チューナーが替わると、それに応じて脳波がただちに変化することがわかります。また、②のDNAチューナーについては、右脳が大きく反応しています。

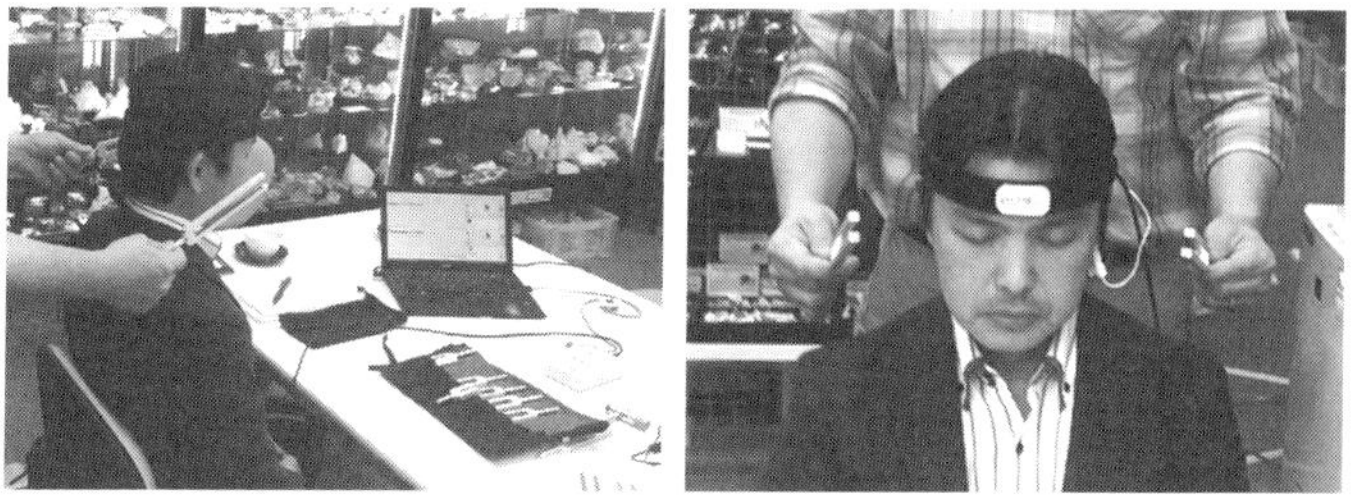

実験に臨む筆者。このような状態で、順番に周波数チューナーを耳もとで鳴らしてもらい、脳波の変化を調べました。

エジプトのファラオも音叉を使っていた!?

ここでちょっと、古代の神秘にかかわる話をさせてください。

私が周波数チューナーの開発に取り組みはじめたのは、２０１６年です。ちょうどその時期に、ある企業からエジプトツアーと能力開発を絡めた企画を手伝ってほしいというオファーをいただき、下見のために現地を訪れました。

エジプトといえば、世界屈指のパワースポットがひしめきあう国です。いくつもの神殿を回り、そのパワーに圧倒されましたが、別の意味で非常に大きな衝撃を受けたのは、大好きなハトホル神殿のレリーフを見たときでした。

そこには、ファラオや女神ハトホルの前で、音叉（チューナー）らしきものを鳴らす儀式の様子が、いくつも描かれていたのです。

ツアーのガイドであり、古代エジプトからつづく神官の家系に生まれた方が、レリーフの内容を解説してくれました。彼によれば、**古来「聖なる音」がファラオや神々に献上され、高次のエネルギーを維持する一助となっていた**可能性がある

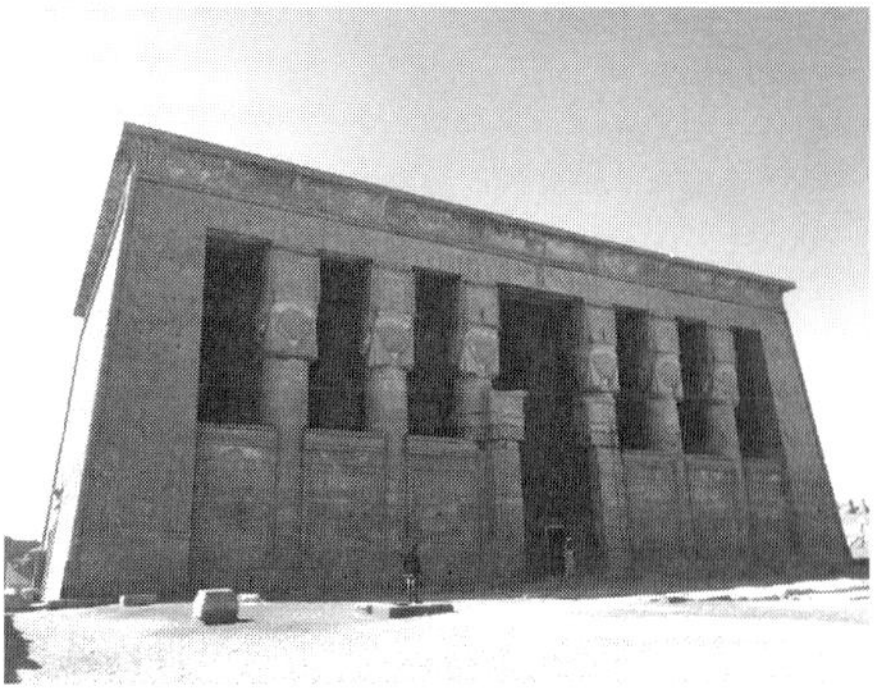

音叉のレリーフがある、エジプトのハトホル神殿。デンデラ神殿複合体の主神殿であり、エジプト国内で最も保存状態のよい神殿のひとつ。

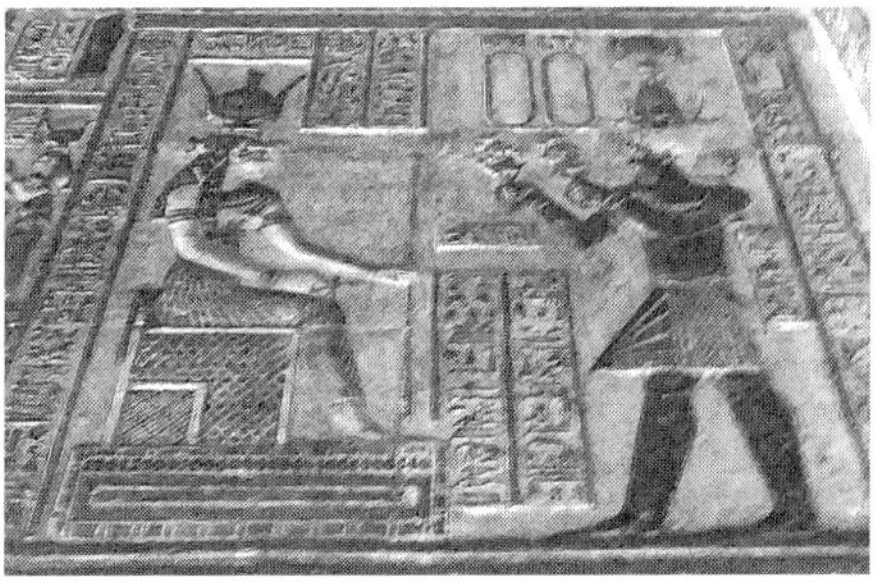

右側の人物が、音叉らしき物を手に持ち、女神ハトホルに音を捧げている。

そうです。

また、どの神殿も音の響きがすばらしいことに驚かされました。ここで音叉を鳴らしたら、このうえなく美しい音が生まれることでしょう。古代エジプトの神殿は、音のエネルギーを増幅する特殊な場であり、空間でもあったのです。

この体験が確信となって、さまざまな周波数チューナーの開発に取り組み、いくつかのアイテムが生まれました。ぜひ皆様にも、この機会にチューナーの響きを聞いていただきたいと思います。

なお、周波数チューナーの音は、脳波だけではなく、心身や空間を整えることにも活用できます。

聞こえないはずの7・8ヘルツが聞こえる！

周波数チューナーは何種類もありますが、本書では「地球の律動」といわれる7・8ヘルツ、「愛と癒しの周波数」といわれる528ヘルツ、そして「空間と潜在意識の浄化」ができる2112ヘルツに絞ってご紹介していきます。

まずは、７・８ヘルツの周波数を体験できる**「シューマンブレインチューナー」**です。ここで「おや？　変だぞ」と首を傾げた方は、聴覚に詳しい方だと思います。なぜなら、人間の可聴域はおよそ20ヘルツから2万ヘルツといわれています。つまり、本来ならば、７・８ヘルツの音は聞こえないのです。

聞こえないはずの音が、なぜ聞こえるのか。それは、**「両耳性《りょうじせい》うなり（バイノーラルビート）」**という仕組みを利用したからです。

バイノーラルビートとは、**左右それぞれの耳で異なる周波数の音を聞いたときに、脳内で合成される第3の音**です。

たとえば、左の耳で２５０ヘルツの音を、右の耳で２５５ヘルツの音を聞いたとしましょう。このとき脳は、異なるふたつの音を統合しようとして、左右の耳がキャッチした周波数の差に当たる5ヘルツの音を脳内でつくりだします。この音は、ウォン、ウォン、ウォンと、うなるように響きます。まるでＵＦＯが飛来してきたかのような音です。いえ、ＵＦＯの音を聞いたことはないのですが、そのように説明すると、皆さん「なるほど」と頷かれます。

このバイノーラルビートによって、**左脳と右脳が同調し、脳波がバイノーラル**

ビートの周波数へと導かれることが明らかにされています。

なお、シューマンブレインチューナーは、2本の音叉がセットになっていまして、1本は256ヘルツ、もう1本は263・8ヘルツです。この音を左右それぞれの耳で聞くことにより、2本の差に相当する7・8ヘルツという周波数が、脳内で合成されるという仕組みです。

シューマンブレインチューナーが生みだすバイノーラルビートについては、工夫を重ねて制作した音源があります。下のURLかQRコードからアクセスできますので、ぜひ聞いてみてください。

聞き方のポイントをお教えしましょう。

音を聞いていると、頭の中にうなりが生じてきます。先ほども述べましたが、UFOが近づいてきたときのような音です。それが聞こえてきたら、しばらくその状態で、脳が揺れるような感覚を味わってください。

何度か聞いているうちに、あなたの脳が「ああ、これが7・8ヘルツなんだな」と、その感覚を学習します。すると、音を聞いたときの感覚を思いだすだけで、自分の脳波を7・8ヘルツへと導くことができるようになります。

http://frstp.jp/zn2

「シューマンブレインチューナー」体験談

思考がクリアな状態に！

セールスライティングやブログなど、文章を書く前にシューマンブレインチューナーを使っています。しばらく聞いていると思考がクリアな状態になり、いつもより短時間で書きあがります。（T・Sさん／男性）

脳・心・体のラインが整います

このチューナーの音を聞いていると、脳・心・体のラインが整います。その状態でグラウンディングすると、より強固にできると感じています。（K・Kさん／女性）

松果体にダイレクトに響きます

瞑想をするときや、心身のバランスを取りたいときに、このチューナーでセルフチューニングします。バイノーラルビートが松果体にダイレクトに響いてくる感じがしますし、とても早く瞑想状態に入れます。イメージワークのときに使うと安心感が得られ、脳と心と体のバランスが取れて、願望が叶いやすくなったと感じています。（R・Kさん／女性）

脳内でバイノーラルビートを再現

使いはじめて7か月がたちます。チューナーの音を思いだすだけで、バイノーラルビートが脳内で再現されるようになりました。（Y・Kさん／女性）

ヒーリング効果が高い！

チューナーを鳴らし、首↓肩↓指先と、エネルギーが流れていく様子をイメージしながら、チューナーをゆっくりと数回、動かします。痛みで首や腕が回らなかった人にしてさしあげたら、痛みが和らぎ、首も腕も動くようになりました。

また、このチューナーを鳴らして目を閉じ、しばらく音を聞いてから目を開けると、気分がすっきりして視界がクリアになり、鼻の通りもよくなります。（Y・Sさん／女性）

7・8ヘルツに同調すると奇跡が起こる!?

「シューマンブレインチューナー」という名称は、「シューマン共振」に由来します。このシューマン共振は、「地球の律動」といわれることがあります。なぜなら、シューマン共振は、地球上で発生する雷のエネルギーと、太陽から放たれるエネルギーが電離層を往き来することによって発生するからです。

太陽と地球の営みが相互に作用して起こるこの現象は、発見者であるドイツの物理学者、ヴィンフリート・O・シューマンの名を取って「シューマン共振」と名づけられました。1967年には、アポロ4号からの計測によって、地球の電離層におけるプラズマ振動が7・8ヘルツであることが確認されています。

じつは、7・8ヘルツという周波数については、近年、興味深い研究が進んでいます。**優れたヒーラーやチャネラー、あるいは超能力者と呼ばれる人たちが、その力を発揮しているときの脳波を測定したところ、右脳と左脳の脳波が7・8ヘルツで同調していることがわかった**のです（参考文献：『奇跡の《地球共鳴波動7・

８Hz》のすべて』志賀一雅著／ヒカルランド刊）。

母なる地球の律動に、私たち人間の脳波がシンクロするとき、脳・心・体が調和へと導かれ、奇跡的な現象が起こるのでしょうか。

じつは、私自身も初めてこの音を聞いたとき、母なる地球との一体感と、なんともいえない安心感を味わいました。また、このチューナーを愛用するほとんどの人が、同じような感覚を得ています。ヒーリングに役立ったという報告も、多数いただいています。

愛と癒しの周波数528ヘルツ

５２８ヘルツの音は、「グレゴリオ聖歌」をはじめとする古い聖歌に用いられる「ソルフェジオ周波数」を代表するものとされています。「愛の周波数」「癒しの周波数」として注目され、ＣＤをはじめとする多くの関連商品が出ています。また、サウンドヒーリングの現場に取り入れられる周波数でもあります。

この周波数には、心身のコンディションの調整、リラックス、願望実現の加速など、さまざまな効果があるとされています。なかでも有名なのは、損傷したDNAを修復するという効果です。これにちなんで、528ヘルツの周波数チューナーは**「DNAチューナー」**とも呼ばれています。

こうした効果を科学的に証明することは不可能だと思いますが、私の実感では確かにヒーリング効果が得られます。というのも、以前、セミナーの直前に頭痛があったときに、たまたま主催者さんが持っていた528ヘルツのチューナーを後頭部あたりで鳴らしてみたところ、**わずか数回鳴らしただけでスッキリした**ことがあります。それ以来、常にこのチューナーを携帯しています。

また、私のセミナーに参加してくださった方々からも、花粉症の辛さが軽減した、腰の痛みが緩和した、体の不調がいつもよりスピーディに回復したなど、ヒーリング効果を実感したという体験談がたくさん寄せられています。その一部を次ページでご紹介しましょう（効果には個人差があります。また、心身の不調についてはチューナーだけに頼らず、医師にきちんと相談してください）。

なお、528ヘルツのチューナーの音に合わせて「ウ〜〜」と、声を出してみるのもおすすめです。これはトーニングという技術で、脳・心・体、さらには周

「DNAチューナー」体験談

骨折が予想より早く完治しました

鎖骨を骨折したときに、チューナーを鳴らして、持ち手の部分を患部に毎日当てていました。すると、医師の診断より1か月半も早く完治しました。チューナーを鳴らして、持ち手の部分を頭のツボに押し当てることもあります。ツボに伝わる圧と振動のせいか、頭が軽くなり、首がよく回るようになります。(Y・Sさん／女性)

耳の調子がよくなります

私の場合、疲れてくると左の耳だけ音が2重に聞こえるのですが、DNAチューナーを左耳で聞いていると、一時的ですが、よくなります。(I・Mさん／男性)

眼精疲労と頭痛が和らぎます

眼精疲労の回復に、毎日チューナーを使っています。チューナーを鳴らし、緊張がほぐれていくとイメージしながら、柄の部分を額と目のツボに当てていくと、眼精疲労による頭の痛みが和らいでいきます。(Y・Kさん／女性)

花粉症や吹き出物にも効果あり

チューナーを鳴らしてから柄の部分を鼻の先端に当て、振動を鼻から吸い込むとイメージしたところ、鼻水が収まり、鼻詰まりが改善しました。

左手の薬指に魚の目ができて、結婚指輪の着脱ができないほど成長してしまいました。医者に取ってもらおうかと悩んでいたとき、ふと思いついてチューナーを試してみたら、1週間もたたずに跡形もなく消え失せました。チューナーを当てているときは、指がきれいになっている状態を思い描きました。

イボやタコ、魚の目、ニキビ(吹き出物)などについても、チューナーを鳴らし、柄の部分を直接当てることで、治りが早まると感じています。先日、吹き出物ができたときにチューナーを当てたところ、数日で気にならなくなりました。(T・Sさん／男性)

囲の空間を整えるといわれています。

５２８ヘルツ、ＤＮＡチューナーの音は、下のＵＲＬかＱＲコードからアクセスできます。

２１１２＋７・８ヘルツで空間と潜在意識を浄化！

私がプロデュースする周波数チューナーは、質のよい音叉を製造することで世界的に有名なアメリカのメーカーに特注しています。あるチューナーのサンプルが輸入卸会社に納品されたとき、卸会社の社長が大変興奮した様子で、音の入った動画をフェイスブックのメッセンジャーで送ってくれました。チューナーを試しに鳴らしてみたところ、とてもよい音だったというのです。

卸会社に到着したのは、２１１２ヘルツと、それに７・８ヘルツを足した２１１９・８ヘルツのチューナーがセットになった**「スーパー倍音チューナー」**でした。２１１２ヘルツというのは、先にご紹介したＤＮＡチューナー（５２８ヘルツ）の４倍音に当たります。その周波数のチューナーをつくったら、癒しの

http://frstp.jp/zn3

「スーパー倍音チューナー」体験談

子供たちの感情が整います

英語塾を開いています。レッスン前に教室で鳴らすと、子供たちの感情が、楽しく和やかなほうへ整うように感じます。また、鳴らしたあと、飼い猫の体の上で、スーッとなでるようにチューナーを動かすと、伸びをしてリラックスします。夜中に何度も目を覚ます高齢の家族の部屋の外で鳴らすと、起きる回数が減るように思います。（K・Tさん／女性）

メンタル面が大きく改善

不登校のお子さんを持つ方が、始業式の前夜、お子さんが普通に起きて登校するとイメージしながら、枕元から玄関までチューナーを鳴らして歩いたところ、翌朝、ウソのように登校できたそうです。

また、別の方は、店舗の立ち上げで忙しく、不安になっていたときに、このチューナーを鳴らして乗り切ったそうです。私自身もチューナーを枕もとに置き、目覚めたときに鳴らします。（M・Nさん／女性）

植物も元気になります

植物にもチーンとしてあげると、切り花は真夏でも2週間くらいもち、観葉植物は生き生きと元気になります。グッタリしていたシクラメンも復活！　去年の鉢ですが、葉とつぼみが出てきました。（H・Aさん／女性）

最も気持ちがよいチューナー

チューナーを鳴らすと、部屋全体がきれいな波動で満たされるように思います。最も気持ちがよいチューナーです。毎日持ち歩いています。（I・Mさん／男性）

自分も空間もリフレッシュ

リラックスと集中を同時にしたいときに使っています。また、何かに集中しすぎて疲れたときに、丹田呼吸をしてチューナーを鳴らすと、自分も空間もリフレッシュして、次の行動に集中できます。（Y・Sさん／女性）

効果がより増幅されるのではないかというインスピレーションに導かれ、サンプルづくりをお願いしました。２１１９・８ヘルツのチューナーと組みあわせたのは、７・８ヘルツのバイノーラルビートを体感できるものにしたかったからです。

社長から送られてきた動画を視聴すると、本当によい音でした。スマホでの再生でしたが、ものすごいエネルギーが感じられました。

後日、現物が手もとに到着したので、さっそく鳴らして左右の耳に近づけてみたところ、シューマンブレインチューナーのようなバイノーラルビートはあまり感じませんでした。「あれ？」と思ったのですが、胸の前あたりで鳴らしたときに衝撃が走りました。なんと、**空間から「うなり」が発生**したのです。スペース・バイノーラルビートとでもいうのでしょうか。この世のものとは思えないほどの音色が響くとともに、空間そのものが揺れているのを感じました。

そう感じたのは、私だけではありません。セミナー会場で実演したところ、その場にいた全員が、空間がうなり、揺れ、浄化されるのを感じたのです。また、その音のエネルギーに包まれているだけで**潜在意識のクリアリングができ、新たな能力が目覚めていく**ようにも思われました。

このチューナーをセミナーなどで紹介すると、いつも大人気で、たちまち売り切れます。それほど魅力的で、効果を感じさせる周波数チューナーなのです。

スーパー倍音チューナーの音は、下のURLかQRコードからアクセスできます。空間が揺れるようなサウンドを楽しんでください。

香りで快脳回路をつくる「アロマメディテーション」

香りは大脳辺縁系をダイレクトに刺激する

香りは嗅覚によって感知されます。このことは、どなたもご存じでしょう。

ただ、この嗅覚は、五感のなかでも特殊な感覚であることが知られています。

といいますのも、視覚や味覚といった他の五感が大脳新皮質（考える脳・霊長類の脳）でキャッチされるのに対し、**嗅覚は、その内側にある大脳辺縁系（感じる脳・哺乳類の脳）をダイレクトに、しかも瞬時に刺激する**からです。

言い方を換えてみましょう。たとえばレモンを見たとき、私たちの脳は「これ

http://frstp.jp/zn4

はレモンだ」と判断します。これは大脳新皮質の機能です。ところが香りの場合は、「これはレモンだ」と脳が判断する前に、レモンの香りに体と心が反応して、さまざまな変化が起こります。これが大脳辺縁系の機能です。おそらくレモンの場合は、気分がリフレッシュされる、消化が促進されるといった変化が現れるでしょう。

香りと脳波の状態についても実験データがあります。次ページに掲載したのは、あとでご紹介するエジプトの香油の香りをかいだときのデータです。グラフのなかほどから、リラックスしながら集中している状態を表すミッドアルファ波が一気に強まりました。

脳波の割合を示す円グラフを見ても、香りをかぐ前の「ただ目を閉じているとき」に比べて、**香りをかぎはじめると、ミッドアルファ波が約2・4倍に増加し、ベータ波が半分以下に減少**していることがわかります。

なお、皆さんそれぞれに好きな香り・嫌いな香りがあると思いますが、**香りの効用は、好き嫌いによって左右されません**。先の例でいえば、レモンの香りが嫌いな人でも、かいだ瞬間、気分がリフレッシュされます。

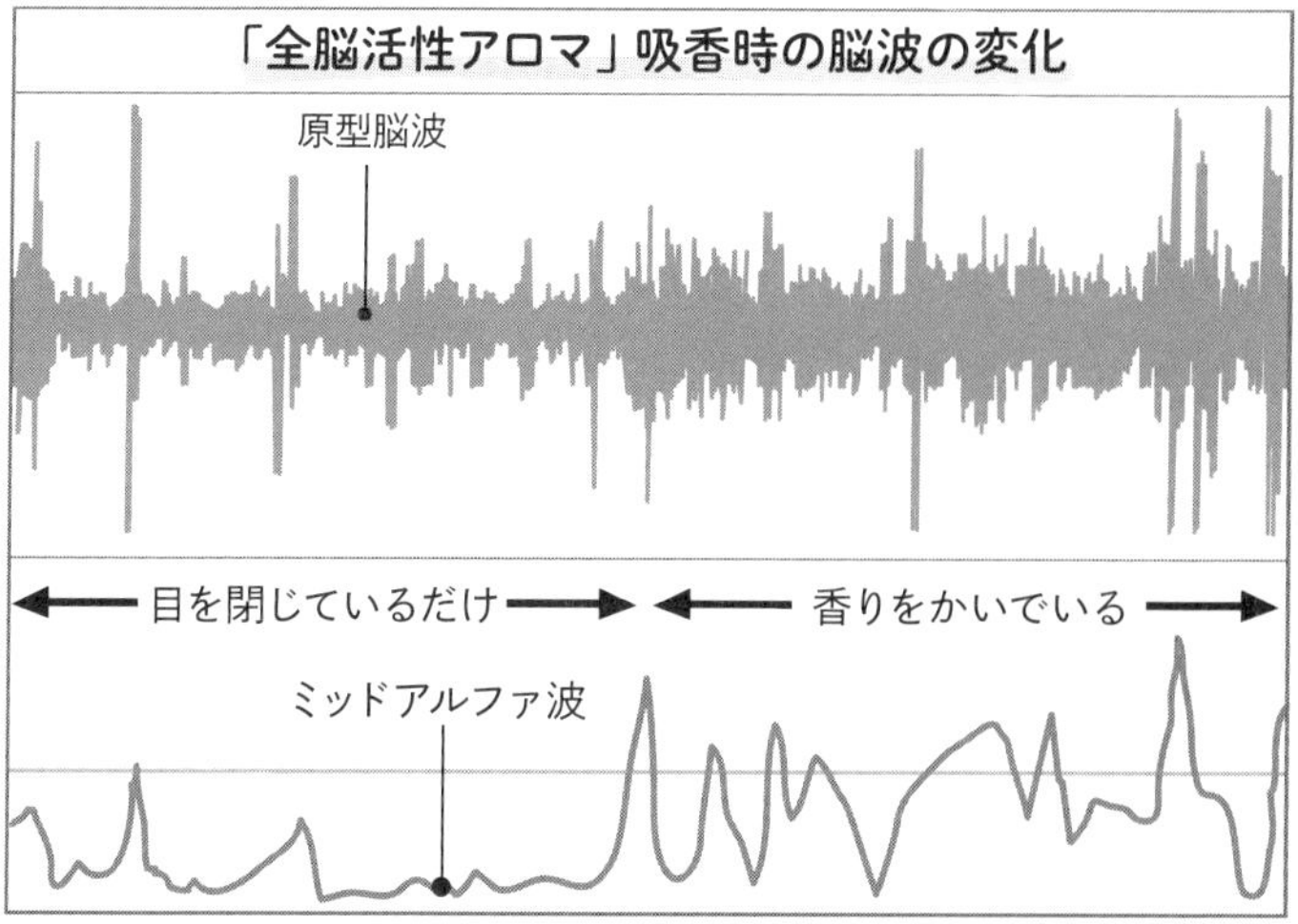

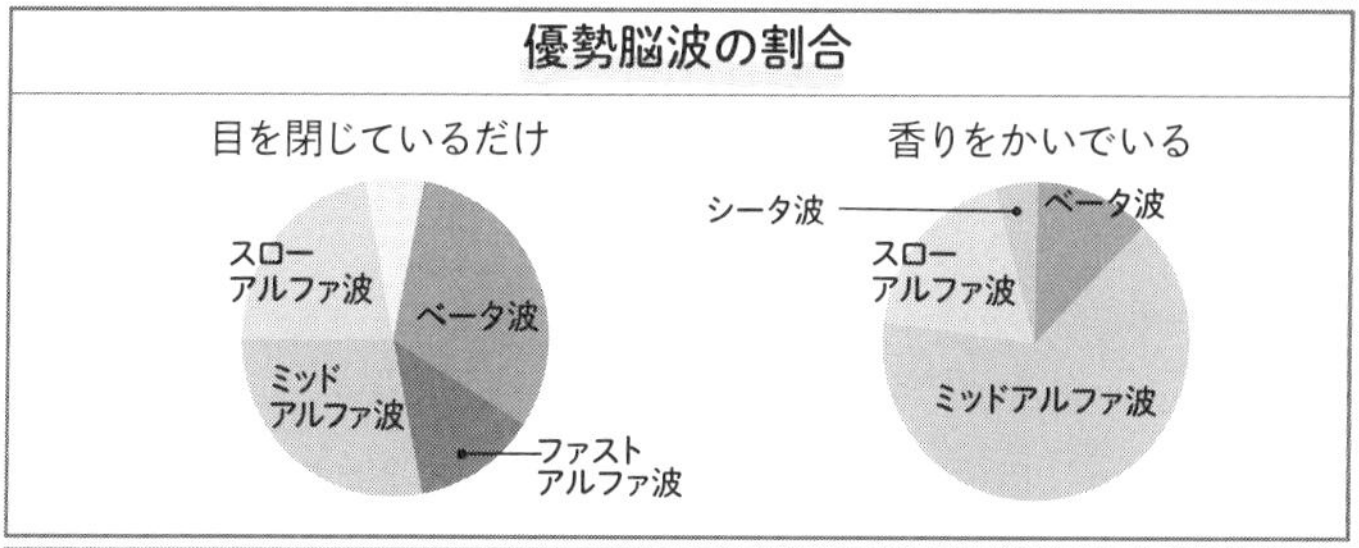

名称	周波数	意識状態
ベータ波	12〜26Hz	緊張や不安、イライラなどのストレス状態を反映する
アルファ波		
ファストアルファ波	11〜12Hz	緊張した意識集中状態で、あまりゆとりがない
ミッドアルファ波	9〜11Hz	リラックスした意識集中状態で、頭が冴えている
スローアルファ波	8〜9Hz	休息や眠る方向に集中しており、意識が低下している
シータ波	4〜8Hz	浅い睡眠のときに現れ、意識が働かない

協力：株式会社 脳力開発研究所

それに対して視覚や聴覚は、個人の好き嫌いに左右されます。たとえば、モーツァルトの作品は癒しの効果が高いといわれていますが、モーツァルトが大嫌いだという人に聞かせた場合、期待したような効果は得られないばかりか、かえってストレスになる可能性があります。

お気に入りの香りで脳をリフレッシュ！

香りが脳にどのような影響を及ぼすかについては、1980年代ごろから研究がさかんになっています。現在では、職場に香りを導入してケアレスミスを減らしたり、社員のメンタルヘルスに役立てたりしている企業も少なくありません。また、香りとブランドイメージを結びつけた商品戦略などが注目を浴びているようです。

では、どの香りに、どんな効果があるのでしょうか。アロマテラピーの現場などでは、たとえば次ページのようなものが使用されています。

こうした精油（エッセンシャル・オイル）は、アロマ関係の店舗やオンライン

一般的な精油の効能一覧

◆**フローラル系**
・イランイラン　エキゾチックな香り。緊張を緩和し、官能的な気分に。
・カモミール　鎮静作用があり、不安や緊張、怒りなどを緩和します。
・ジャスミン　ドーパミンなどの分泌を活性化。幸福感をもたらします。
・ゼラニウム　リラックス効果に優れ、ストレスのケアに適しています。
・ネロリ「天然の精神安定剤」といわれ、気持ちを落ち着かせます。

◆**ハーブ系**
・ラベンダー　リラックスから虫除けにまで使われる「万能オイル」。
・ペパーミント　清涼感のある香り。勉強や仕事中の眠気覚ましに効果的です。
・ローズマリー　気持ちを高揚させ、無気力や憂うつを解消します。

◆**柑橘系**
・ベルガモット　気分の高揚とリラックス、両方の作用が期待できます。
・ライム　リフレッシュ効果が高く、沈んだ気持ちを押しあげてくれます。
・レモン　集中力を高め、気持ちをリフレッシュしたいときに。

◆**樹木系**
・サイプレス　森林のような芳香。むくみのケアにも用いられます。
・サンダルウッド　優れた鎮静作用があり、心を深くリラックスさせます。
・ジュニパーベリー　沈んだ気分を立て直します。集中力アップの効果も。
・ティートゥリー　薬草のような香り。花粉症対策にも用いられます。
・フランキンセンス（乳香）　感情の高ぶりを抑え、呼吸を整えます。
・ユーカリ　優れた殺菌作用があり、呼吸器系のトラブルにも用いられます。

◆**スパイス系**
・カルダモン　精神的な疲れの緩和と、消化作用の促進に。
・コリアンダー　疲労した神経を刺激して、心身両面に活力を与えます。
・ジンジャー　精神的な疲れを和らげ、心身に活力を与えます。

ショップで購入できますので、状況に合わせて試してはどうでしょう。
手軽な使い方をいくつかご紹介しておきます。

・精油をティッシュやコットンに1～2滴落として、机の上などに置く。
・お湯を入れたマグカップに精油を3～5滴落として、机の上などに置く。
・お湯を張ったボウルに精油を1～2滴落として、その湯気を吸い込む。このとき、スポーツタオルやバスタオルを頭からかぶるなどして、湯気を逃がさず吸い込めるような工夫をしてください。

いい香りをかいだときは、だれもがいい気持ちになります。その心地よさを脳だけではなく全身に広げていくイメージを持つことが大事です。また、そうした体験をその場だけで終わらせるのではなく、何度かくり返していくと、気分が沈んだときなどに香りを思いだすだけで快脳回路が起動し、まずは脳が、つづいて心と体が快適になっていきます。すると、目の前の問題が小さく見えてくることもありますし、解決に向けての直感やひらめきが湧いてきます。

じつは、私自身がプロデュースした、とっておきの香りがあります。ここで簡単にご紹介したいと思います。

ファラオも愛用した⁉　エジプトの香油

これまで私は20年以上にわたり、古今東西の香りをかぎ、何がいちばん脳によいのかを追求してきました。香りをかいだ前後の脳波を測定したのはもちろん、記憶力や発想力がどう変わるのかをずっと調べてきたのです。

その結果、現時点では、**圧倒的に効果が高いのはエジプトの香油**だと実感しています。１００パーセント天然の材料だけを使った純粋な香油で、その年によって色や香りが微妙に異なります。天候などの影響を受けて、材料に使用する植物の生育状況が、そのときどきで異なってくるからです。それくらいデリケートなものだともいえます。

歴史も桁違いです。５０００年以上前という遙か昔の時代からファラオたちに愛され、秘伝の製法が連綿と受け継がれてきた香油なのです。80ページで少しご紹介した神官の末裔の方の力をお借りして、商品化することができました。
現在、次ページの香油を扱っています。興味のある方は、「新脳力発見育成協会　全脳活性アロマ」で検索してください。ネットショップにアクセスできます。

アロマメディテーションに使うエジプト天然香油。

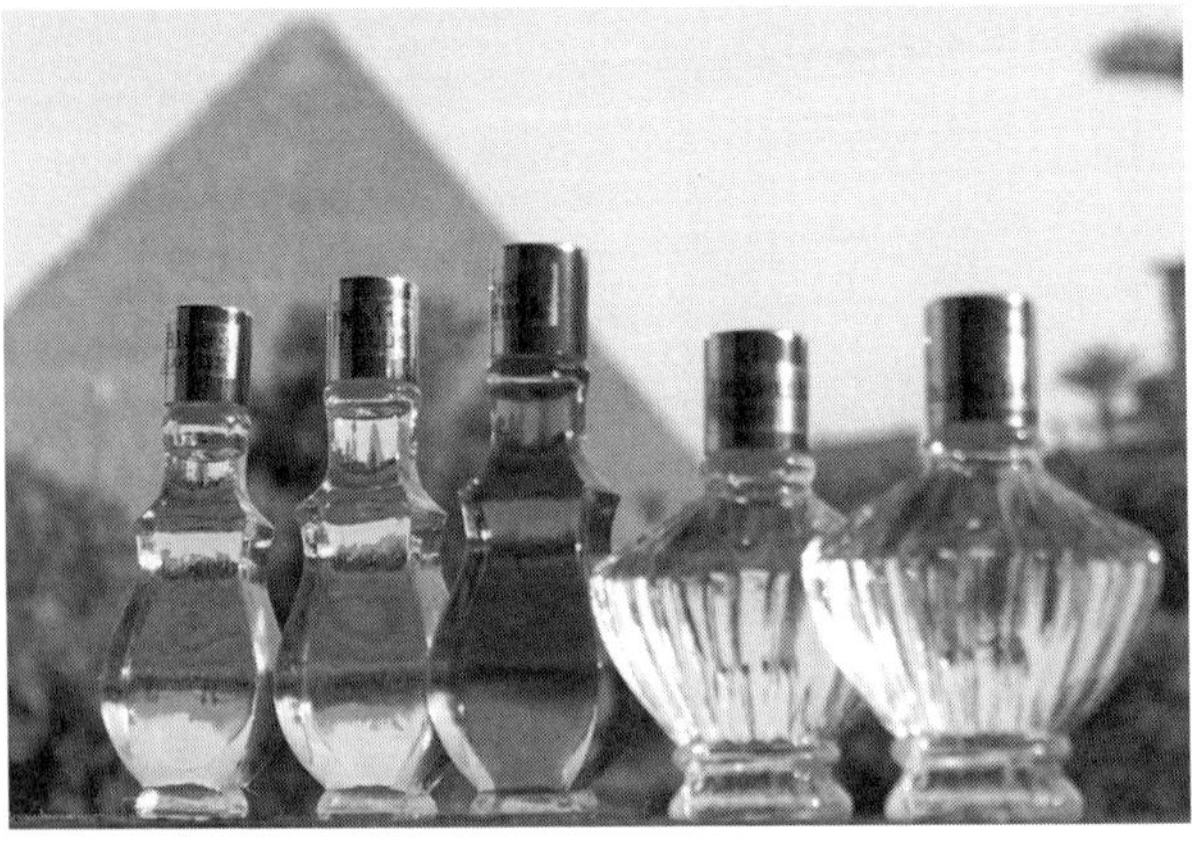

エジプト天然香油の効能一覧

◆ホワイトロータス
無条件の愛、自己肯定感、地球とのつながり、第1と第4チャクラの活性、グラウンディングとハートの浄化に。

◆レッドムスク
オーラや空間を整える、邪気からのプロテクト、不要な念のクリアリング、周囲の状況に流されない自分になるために。

◆ブルーロータス
神秘、直感、上丹田の活性、再生、宇宙とのつながり、第7チャクラの活性。ファラオの儀式に使われたとされています。

◆ロイヤルローズ
ハートの深い癒し、自己肯定感の向上、高貴さ、洗練された美しさを引きだす、セルフイメージの向上、自他肯定に。

◆ジャスミン
本来の魅力の解放、下丹田の活性、不安や恐れを和らげる、内なる調和へと導く、本来の自信の回復に。

◆ラー
ラーは、古代エジプトの太陽神にして最高神です。強力な現実創造力を生みだすエネルギー、生命力、チャクラの活性に。

◆ムゥト
最高神ラーの妻で、万物の母です。あらゆる生命を育む愛と調和のエネルギーの獲得、ハートセンターの解放に。

◆コンス
ラーとムゥトから生まれた月の神です。心身の癒しと調整、潜在意識の浄化と解放のエネルギー、霊性の目覚めに。

◆イクナートン
ファラオの高次元意識（宇宙神）とつながるエネルギーを香りで再現。イクナートンは、永遠の生命の鍵が呼吸にあることを人々に伝えました。

※「新脳力発見育成協会ネットショップ NEOBRAIN」で購入できます。

「人間関係」についての体験談

母からのメッセージに感動

毎日、実家にエネルギーを飛ばしています。実家に帰ることはなかなかできないのですが、ラインを通じて連絡を取りあい、以前よりはるかに強い心の絆で結ばれているのを感じます。最近、母から感謝のメッセージが送られてきました。感動しています。（M・Mさん／女性）

夫の変化に驚いています

自分とは違う考えや意見を向けられたり、忠告を受けたりすると、内心イラッとして腹立たしく思い、自分を正当化したい気持ちに駆られ、そのコントロールに苦労することがありました。でも、その都度「浄化と昇華」を行うと、フッと気持ちが溶けて軽くなり、相手を好意的に受けとめられることが増えてきました。

また、定年退職した夫が、のらくらと過ごしているのを見ると、何だかイライラして、つい文句をいってしまい、険悪になることもありましたが、いつのまにか平和になりました。忘れ物を届けてくれたり、荷物を引き取ってくれたりと、便利でありがたいと思うようになりました。最近では、家に帰ると、ときどき夫が夕飯を用意して、迎えてくれます。（K・Oさん／女性）

楽で楽しい人間関係に

自分の価値観で他人様を判断するのではなく、人それぞれにいろいろな考え方があると認められるようになったことで、人間関係が楽で楽しいものになりました。（H・Yさん／男性）

無事に就職した弟からお土産が

弟が抱いている不要な観念と、私が弟を見るときの不要な観念に光を送りつづけました。すると、自分からは行動を起こさなかった弟が仕事を探し、無事に就職しました。弟とはあまり会話がなかったのですが、あるとき、夜遅く仕事が終わったあとにお土産を持ってきてくれ、おいしくいただきました。（H・Sさん／女性）

うまくいく以外はない！

よいご縁はさらによくなり、煩わしく、気を使うような方とはどんどん疎遠になっていきました。家庭内では、夫が家事に協力してくれるようになりました！　毎日、「うまくいく以外はない」という感じで、楽しく過ごしています。（Y・Kさん／女性）

仕事がしやすくなりました

メビウスワークやトーラスワークなどを使って、職場、とくに自分のいる部署をよいエネルギーで包んでいたら、内輪もめがなくなってきました。いい人だけれど噂話の好きな同僚が気になるのは、私の中にまだある批判や非難の表れだと思い、自分に優しくし、同僚の優しさをもっと引きだすようにしていたら、とても仕事がしやすくなりました。いいチームになっていると思います。（E・Iさん／女性）

ブレずに対応できています

その場を何とかして丸く納めようという思いがなくなりました。全体をニュートラルな出来事としてとらえ、相手に合わせるのではなく、「で、私はどうありたい？どこに向かっているんだっけ？」と、ブレずに対応できるようになりました。（M・Kさん／女性）

苦手だった上司が「めっちゃいい人」に！

クライアントさんの体験談です。毎日職場に入る前に、職場の空間が愛と調和の光のエネルギーで満ちあふれているとイメージしてから入るようにしていたら、ギスギスしていた職場に笑顔が増えて明るくなり、苦手だったはずの上司がめっちゃいい人になっている！　と、職場の大きな変化に驚かれていました。（Y・Sさん／女性）

必要のないご縁が自然に消滅

とにかくすばらしい出会いが増えました。それも意識の高い人たちばかりです。そして、これまでの人間関係も、自分にとって必要な人と、そうでない人とが、はっきり分かれていったように思います。必要でない人の場合、いつのまにか自然に連絡が途絶えていくという感じです。ときどき、フッと思いだしますが、「ま、いっか」です。（R・Kさん／女性）

息子と娘の間に会話が増えました

息子が荒れていまして、娘との仲がとても悪く、ケガを負うような出来事もありました。そこで、息子と娘に毎日メビウスワークをやりつづけたところ、2か月ほど前からまったく暴力や暴言がなくなりました。最近では、小さいころのようにふたりで会話することも多くなり、本当に嬉しく思っています。（A・Kさん／女性）

考え方の違いを受け入れられます

あまり深く考えずに、「ああ、そういう考え方なんだ」と、ひとりひとりの考え方が違うことを受け入れられるようになりました。また、相手が喜ぶようなことを考えることができるようになりました。（N・Wさん／女性）

社長からドロドロとした黒いものが！

犬猿の仲だった勤め先の社長に、浄化と昇華のワークをさせていただいたら、すごくドロドロとした黒いものが出てきたので、ビックリしながら光を当てました。今は穏やかに話ができますし、社長が優しくなっているのを感じます。（A・Tさん／女性）

子供のとき以来の家族旅行が実現

私の家族は、以前から仲がよいのですが、父と弟が出不精のため、子供のとき以来、家族旅行をしていませんでした。ですが、今年の私の誕生日に、「久しぶりに家族で旅行をしようか」と母が提案してくれ、父も弟も賛成してくれました。以前から、「もう一度くらい家族旅行したいな……」と思っていたので、この上なく嬉しかったです。大好きな家族や友達との仲も、以前より良好になった気がします。自分の周波数が変わったのを実感しました。（E・Hさん／女性）

私を愛してくれた妻に感謝

別れた妻が救急車で何度も搬送され、アルコール依存症とわかり、隠し事をしていたことに怒りを覚えましたが、浄化のワークで許すことができ、入院している元妻を応援しようと思える自分になりました。今では、私を愛してくれたことに感謝、夫婦だったころ、転勤先につ いてきてくれたことに感謝、結婚してくれたことに感謝しています。結婚も離婚も自分の人生と受けとめ、新たな出会いを楽しみにしています。（S・Aさん／男性）

第4章

想像力が現実をつくる！「イメージワーク」

イメージしたことが現実になる

第3章のブレインワークで快脳回路のスイッチをオンにしたら、その状態を維持しながらイメージワークをしていきましょう。快脳回路がダウンしてしまった人は、もう一度、音や香りなどを使って「ご機嫌さま」の脳にしてください。

さて、**あなたを取り巻く現実は、ふだん、あなたが思い描くイメージによってつくられていきます**。これは日常のあらゆる場面について、また、人生の全ジャンルについていえることです。

願望を実現させたいと思っているのに、「どうせ無理だ」「現実はうまくいかない」とイメージしていると、「どうせ無理」で「うまくいかない」現実がつくりだされます。人間関係も同じことです。「もう会社に行くのは嫌だ」「厄介で意地の悪い上司がいる」などと思っていると、ますますそうなっていきます。家事・育児にせよ、脳力開発にせよ、仕組みは同じです。

だからこそ、**今起きている現実にネガティブな面や不都合な点があっても、それ**

にとらわれないことが肝心です。とらわれてしまえば、ネガティブな面がいっそう強調されていきます。それより、自分が望む状況をイメージすることが大切です。また、それを習慣化することも同じくらい重要です。

望む現実をイメージする習慣が身につくと、徐々に現実が変わっていきます。そこにイメージワークの真骨頂があります。**想像力こそ、創造力なのです。**

願望が実現している「パラレルワールド」とは

イメージワークによって願望を実現させるために、私が必ずお願いしていることがあります。それは、**「パラレルワールド」**を設定することです。

パラレルワールドというと、ＳＦの世界か、量子力学の多世界解釈を思わせますが、**ここでいうパラレルワールドとは、あなたの願いがすでに叶っている並行世界**です。そこにはもちろん、その世界の「あなた」がいます。

パラレルワールドという概念を使うのには、理由があります。

願望実現というと、私たちは、今ここではない未来のどこかで、願いを叶えるというイメージを抱きがちです。しかし、未来という言葉は、いつになっても未来であり、「今ここ」の現実とは一致しません。言い換えれば、今ここにいる自分と、願望が叶った未来との間に、常に時間的な距離感が生まれます。

ところが、パラレルワールドと表現した場合はどうでしょう。自分が望む世界は、未来という先の時間ではなく、今この世界のすぐ隣に、すでに存在していると思えます。そこへ意識をワープさせれば、その世界でのあなたがどんなふうに過ごしているのかがわかります。そこが大切なのです。

あなたがパラレルワールドとつながると、そこからどんどんサインとヘルプが送られてきます。どういうサインやヘルプかというと、直感です。「今はこうするべきだ」「今こそこれをやるとよい」など、その瞬間における最善の判断や行動がピンとひらめくようになってきます。イメージパワーが目覚めた証拠です。

そのあたりまでくると、小さなことがまったく気にならなくなります。自分の人生の軸が整い、不思議なくらい毎日がワクワクしてきます。今までは「ああ、どうしよう」と、しばしば不安にとらわれていたのに、なぜか遠足の前日のような気分で過ごせるのです。これもまた、イメージパワーが目覚めた証拠です。

なお、パラレルワールドをどのように設定するかについては、139ページをご覧ください。「シンボルイメージシート」というツールと誘導瞑想を使ったノウハウをご紹介しています。

この時点では、パラレルワールドという言葉が、「あなたの願望がすでに実現している並行世界」だということだけ、念頭に置いてください。

イメージするときに大切な4つのポイント

さて、「イメージする」という言葉は、ふだんの会話などで気軽に使われていますが、それを願望実現につなげるためには、これからお話しする4つのポイントを押さえる必要があります。

①過去の基準を持ち込まない

イメージするのは、あなた自身が心から望み、それを現実にしたいと思うパラレルワールドです。それをイメージするのに、過去はいっさい関係ありません。

ですから、**「今まではこうだったから」という過去の基準を持ち込まない**ようにしましょう。

人生のすべての出来事は、潜在意識に書き込まれたセルフイメージに従って起きています。ですから、まずはそこを書きかえましょう。また、書きかえようと意識してワークを実践することで、実際に書きかえることが可能です。自分自身の潜在意識にあるネガティブなセルフイメージを新しいものと入れ替えていくのです。これについては、イメージするだけではなく、第5章のエネルギーワークを加えると、より早くなっていきます。

②「今ここ」での自分のあり方を選択する

願望を実現するためには、「この先どのように行動していくか」が非常に重要なテーマだと思いがちですが、**それよりもはるかに重要なのは、「今ここ」でどんな自分であるか、どんな思いでいるかを選択すること**です。なぜなら、願望が実現する未来というのは、「今ここ」という瞬間を積み重ねた先にあるからです。一瞬一瞬の選択が、未来をつくります。

では、「今ここ」で、どのような選択が可能なのでしょうか。

たとえば、とても大変なことや嫌なことが起きたとき、「ああ、嫌だ」という感情を選ぶこともできますが、「いろいろなことが起きているけれど、私は今までの私じゃない。この出来事に対しては、こういう自分であろう」と、自分のあり方を決めることもできます。そうすると、**「今ここ」の自分に対してイメージの力が働き、ブレない軸のようなものが生まれます。**

そういう自分であることを選べたら、もう大丈夫です。たとえまわりがパニックに陥っても、あなたは泰然として、「なるほど、じゃあ、次はこうすればいいんじゃない？」と、最善の答えを導くことができるでしょう。

あなたもぜひ、「今ここ」での自分のあり方を選択し、イメージするという習慣を身につけてください。

③「なりたい」ではなく「ありたい」が大事

前の項目で、自分のあり方をイメージする、とお話ししました。

そこにもポイントがあります。すなわち、「自分がどうなりたいか」ではなく

「自分はどうあるか」が大切なのです。「なりたい自分」をイメージしているうちは、「ああなりたい、こうなりたい」と望んでいる自分が現実化するだけです。それでは夢を叶えられません。

大事なのは、「なりたい」という憧れを抱くのではなく、「自分はこうある」と決めることです。今ここで、自分のあり方を選びましょう。同時に、その自分のイメージをぼんやりとしたものではなく、明確にすることが非常に重要です。

④映像・感情・体感をフル活用してイメージする

先ほどからイメージについてお話ししていますが、あなたは「○○をイメージしてください」といわれたら、どうやって思い描きますか？

じつは、**「イメージしてください」といわれると、「頭の中で映像を見なくちゃ」と一生懸命になる人が多いのですが、それでうまくいく人は、全体の1～2割**です。残り8～9割の人は、「私はイメージすることが苦手だ」と、自分にレッテルを貼ってしまいます。

これは大きな誤解です。**何も映像だけが「イメージ」ではありません。感情や**

体感もイメージなのです。映像・感情・体感のどれが得意かは人によって異なります。映像タイプもいれば、感情タイプ、体感タイプもいるわけです。

映像を見ることに苦手意識のある人は、まず感情に意識をフォーカスしてみましょう。もし願望が実現したら、どんな気持ちになりますか？　それをイメージして味わい、喜んでください。願望実現の喜びを先取りして、たっぷり「予祝《よしゅく》」するのです。するとハートのチャクラがどんどん開いていき、パラレルワールドのエネルギーと共振共鳴して、いろいろなものを引き寄せることができます。

体感タイプの人は、「その気」になって動いたり、話したりしましょう。**「やる気」より「その気」のほうが現実をつくるには有効です。**

その気になってファッションや持ち物、部屋のインテリアなどの環境を変えることもおすすめです。そういえば、美容の世界では「なりきりダイエット」という手法が定着していると聞きました。スリム美人になりきり、すべての行動を改めるというもので、この方法によって1年で30キロやせた人もいるようです。イメージの力を端的に語る例として、面白いと思います。

少し脱線しましたが、映像・感情・体感のうち、自分はどれが得意なのか、楽しみながら探ってください。それを中心にイメージしていけば、ワークがスムーズに進められるはずです。

イメージがシンクロニシティを招く

映像・感情・体感という3つのイメージが、ある程度自由に使えるようになると、イメージからつくりだされたエネルギーフィールドが、あなたの周囲に現れます。それが広がっていくと、発信しているイメージの内容に見合った情報、出会い、チャンス、お金などが集まってきます。

シンクロニシティという言葉のように、まさに不思議な偶然の一致だと思える出来事が次々と起こります。もちろん、それらは偶然ではなく必然です。あなたがイメージのパワーを使って、共振共鳴するエネルギーを発信したからです。

さらにいえば、**自分の発信したエネルギーに見合ったものが「引き寄せられる」のではなく、見合ったものにあなた自身が「気づきはじめる」**のです。

たとえば、あなたが「こんな感じの赤い服がほしい」と思っていると、どんなことが起きるか想像してみてください。おそらく店先や街角で、同じような赤い服が、やたらと目につくのではないかと思います。

こうした現象は、あなたのために現実そのものが変化したから起こるのではありません。あなたがイメージして発信したから、そういうものに気づきやすくなったのです。そして、**気づいた対象をちゃんと手に取ることで、次のステップへと進むことができます**。

シンクロニシティからセレンディピティへ

イメージを発信して、シンクロニシティを何度か体験しているうちに、あらゆることが思いもよらないほどスピーディに展開し、よいほうへと進んでいく瞬間が訪れます。そのときは、**シンクロニシティを超えて、セレンディピティが起こっている**のだと思ってください。

セレンディピティとは、18世紀イギリスの作家・政治家であったホレース・ウォルポールの造語で、ふとした偶然の発見から幸運をつかみとる力を意味します。この言葉のもとになったのは、ウォルポールが幼いときに読んだ『セレンディップの3人の王子』という、ペルシアのおとぎ話です。セレンディップとは、古いペルシア語でスリランカのこと。その3人の王子たちが、旅の途中で聡明さを発揮し、機転を働かせて、最後には皇帝の賓客になるというストーリーで、16世紀ごろヨーロッパに伝わったといわれています。

セレンディピティは、自己啓発書やビジネス書でテーマにされるほか、科学者や芸術家たちがすばらしい発見をしたり、すばらしい作品を生みだしたりしたときに用いられます。

セレンディピティが起こるのは、大きな変化がはじまったサインです。あなたがイメージしたとおりに、現実が変わっていくことでしょう。

「直感きたら即行動」で願望実現が加速する

話が少し前後しますが、映像・感情・体感を使ってイメージし、パラレルワールドの自分とつながり、まわりにそのエネルギーを広げ、願望を実現した自分と

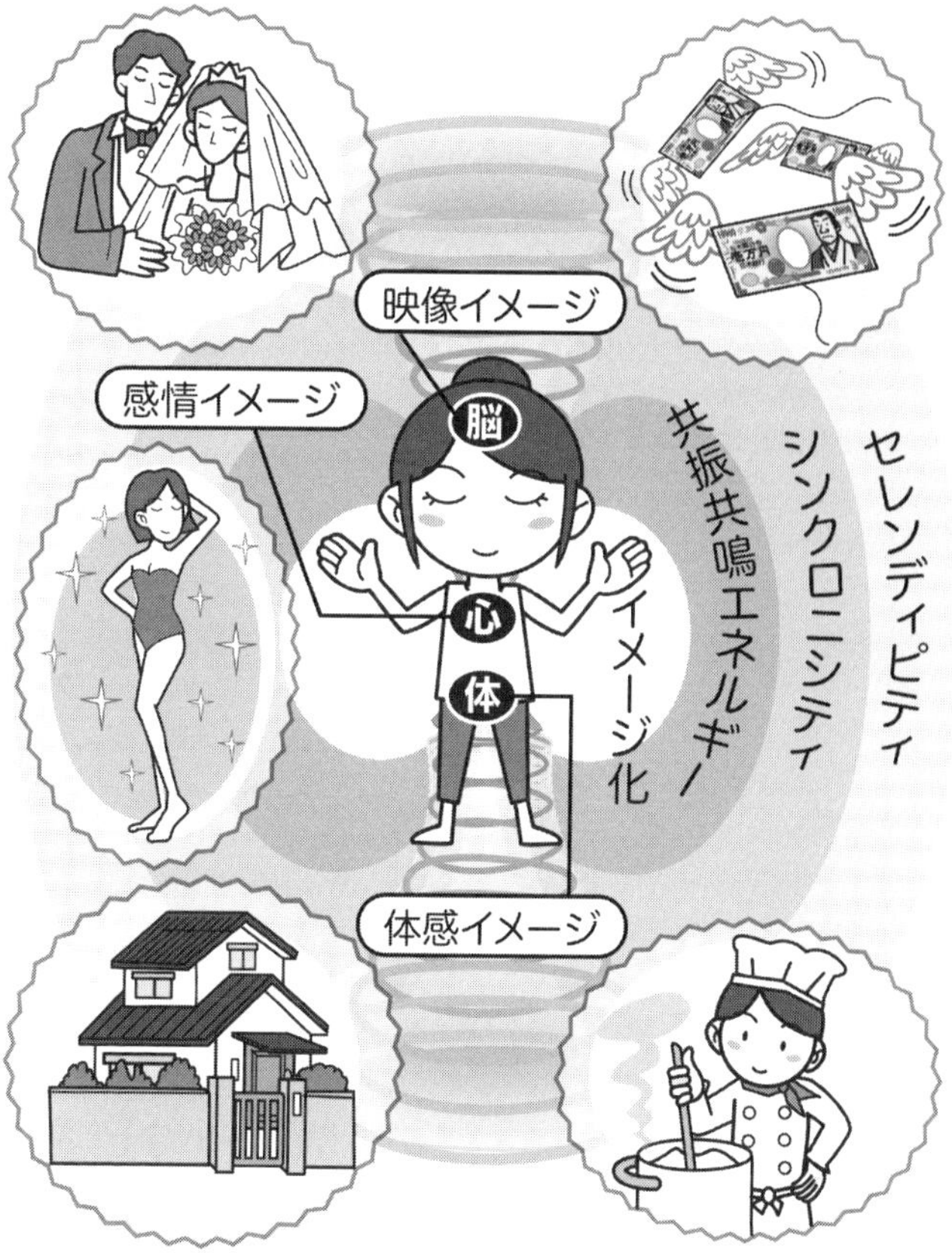
映像イメージ
感情イメージ
脳
心
体
体感イメージ
イメージ化
共振共鳴エネルギー
シンクロニシティ
セレンディピティ

して行動していくと、いろいろな直感が降ってきます。

その直感のなかには、ああしてみよう、こうしてみようと素直に思えるものから、今までの自分だったら考えもしないものまであります。たとえば、これまでは絶対に着なかった色の服を着たくなる、まったく興味がなかった店に行きたくなる、毛嫌いしていた人に話しかけてみたくなる、といったことです。

そんなときも「直感きたら即行動」です。直感を行動に移すことで、あとは芋づる式に変化が起こります。また、その変化によって、イメージとそこから発信されるエネルギーがさらに増強され、自分のあり方、出会い、考え方、行動パターンが変わっていきます。これがイメージワークの基本です。

いちばん簡単！「イメージ呼吸法」

恐れや不安を吐きだし、エネルギーを吸い込む

では、実際にイメージワークを行いましょう。

最初にお伝えするのは、最も簡単で、ストレスを軽減する効果の高い「イメージ呼吸法」です。

動作としては、息を吸って吐くだけですが、吐くときは、自分の中にたまっているさまざまな恐れ、怒り、不安、疲れなどが、息と一緒に出ていくとイメージします。最初のうちはハーッと音をたてて、少しオーバーなアクションをしながら吐くとよいかもしれません。慣れてきたら、普通の呼吸で吐いてください。

吸うときは、新鮮でフレッシュな空気とともに、自分の中に新しいエネルギーがどんどん入ってきて、顕在意識から潜在意識までがクリーニングされるとイメージしましょう。

次の誘導文を参考にしながら行ってください。

ゆったりと、大きく息を吐きだしていきましょう。

吐く息とともに、さまざまな疲れやストレス、恐れ、怒りが、どんどん体の外に流れだしていく。そんなイメージをしながら吐きだしてみましょう。

そして今度は、吸う息とともに、みずみずしい空気が入ってきます。

酸素が体のすみずみまで新しいエネルギーを運んでくれ、ストレス、不安、イライラが、どんどん体の外に流れだしていきます。

息を大きく吐いて、吸うことによって、自分のエネルギーがどんどん浄化され、活性化していきます。

そんなイメージをしながら、何度か深呼吸をしてみてください。

いかがでしょうか。基本中の基本となる呼吸法ですので、ぜひマスターして、日常生活の中で活用していただければと思います。

問題の改善とエネルギーの浄化に「光のイメージワーク」

空から光が降ってくる様子をイメージ

次は、光のイメージを使ったワークを行いましょう。このワークによって、あらゆる問題が改善に向かい、心身のエネルギーが浄化されます。手軽に実践でき

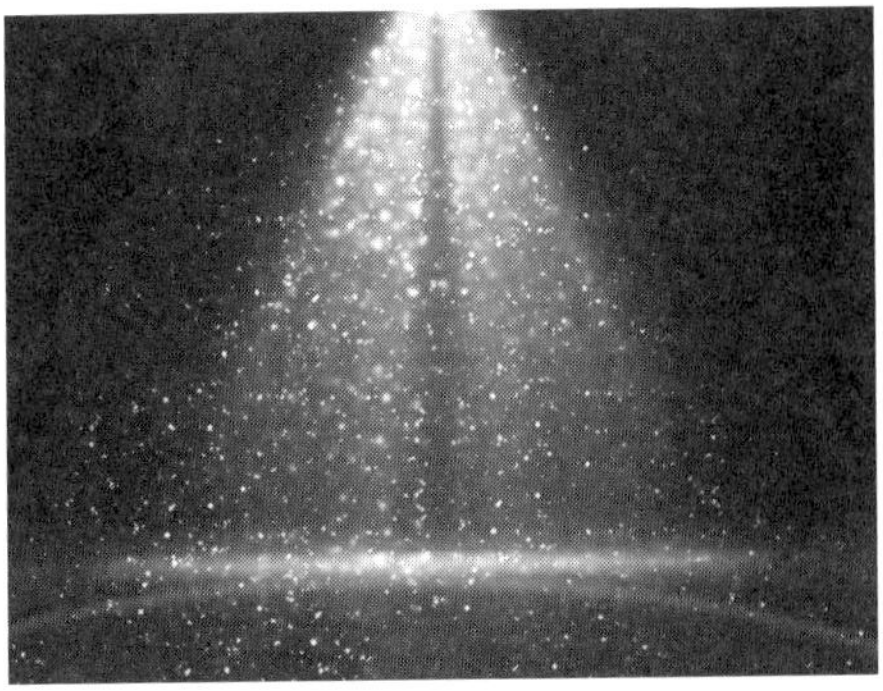

空からキラキラと輝く光がシャワーのように降ってきて、不安や恐れを洗い流すとイメージします。

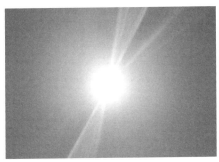

太陽から光が降り注ぐとイメージしてもＯＫ。
この画像は、エジプトの聖地の夏至の太陽です。

て即効性があるということで、人気の高いワークです。

　このワークでは、空からキラキラとした光が降ってきて、自分の体を照らすだけでなく、体の内側まで入っていき、さまざまな問題、不安、恐れ、ストレスなどをシャワーのように洗い流してくれるとイメージします。それだけで不思議なくらい身も心も問題も軽くなったという感想を多数いただいています。

　ただ、「光をイメージしてください」といっても、なかなか難しいものがありますので、音を利用します。空からキラキラと光が降り注いでくるかのような音を聞きながら、体の中に光が入ってくる様子をイメージします。

　下のＵＲＬかＱＲにアクセスすると、光のシャワーの音源を聞くことができます。誘導文は次のとおりです。

　はるか天高くから、きらきらした光のシャワーがあなたに降り注いでいます。
　その光は、体の表面を照らすだけでなく、体の内側にも入り込みます。
　体の中にため込んだストレス、不安、恐れも、内側からピカピカと照らしながら、頭のてっぺんから体の下のほうへ、下のほうへと光が広がっていきます。

http://frstp.jp/zn5

そして最後は、足の裏からすべて、光と一緒に流れだしていきます。とてもすっきりとしました。

どうでしょう。うまく光のシャワーをイメージできましたか？このサウンドを聞きながら何度もイメージをしているうちに、いつでもどこでも、自分なりの光がイメージできるようになります。

イメージするときは、目の前の問題をどう解決すればよいかと考えたり、心配したりするのではなく、問題のある状況が、どんどん光にあふれて輝いていくとイメージしてください。そうするだけで、あなたの脳と心の周波数が変わり、面白いように現実が変化していきます。

これは、問題と見なしている事柄の意味づけが変わるからです。暗くて、大変で、重くて、どうしよう、という意味づけを手放して、明るく、軽く、楽しく、ウキウキしていると、意味づけをし直すわけです。

光のシャワーは、どんなものにでも降り注ぎます。状況、体の部位、自分以外のだれかなど、対象は問いません。頭の中で光をイメージして、そのエネルギーがいろいろなところにきらきらと降り注ぎ、その場を明るく照らす。これが光のイメージワークの基本となります。さまざまな場面で使ってみてください。

人間関係や経済状態を改善する「メビウスワーク」

「メビウス」は8の字に循環するエネルギー

「メビウスワーク」は、あらゆる人間関係や経済状態を改善する効果がありま す。その効果を実感している人が多く、やはり非常に人気の高いワークです。

メビウスというのは「メビウスの輪」から取った言葉で、8の字状に循環するエネルギーの流れを指します。

この流れをイメージするだけで、あるいは、実際に手を動かして流れを感じるだけで、あなたと相手との間にエネルギーが通います。メビウス状にぐるぐると回せば回すほどエネルギーの通り道が太くなっていき、やがてはすばらしい交流がはじまる。そんなイメージを持って実践してください。

無限大のマークにも通じるメビウスのシンボルは、形状そのものにエネルギーが秘められていますので、それを実際のイメージに取り入れると、劇的な変化が起こります。

人間の周囲には、一種の磁場のようなエネルギー場が存在します。このエネルギー場がくっついたり、離れたり、引き寄せあったり、あるいは共同作業で大きくなったりするという現象が、あらゆる人間関係で見られます。

あなたと相手との波長が合い、関係がうまくいっているときは、エネルギー場におけるエネルギーの流れがスムーズです。しかし、そうではないときは、どこかギクシャクしたり、流れが滞ったりします。メビウスワークは、そのような状況を改善したいときに使います。

相手と自分をメビウスのエネルギーで結ぶ

具体的な実践方法ですが、メビウスの8の字のエネルギーが、ふたりの間をぐるぐるとパワフルにめぐっている様子をイメージします。

1対1の場合、まずはあなたの頭の後ろあたりからエネルギーが出ていき、相手の足元に降りて、そこからすくいあげられるように相手の頭の上へと上昇し、あなたのエネルギーと混ざりあいます。今度はそこから相手のエネルギーが出てきて、あなたの手前に降り、中に入ってきます（イラスト参照）。

面白いことにこのワークは、仲よくなりたい相手を想定したときは楽しく実践できるのですが、反対に、この人は得意じゃないとか、今はギクシャクしていて、ひどいこともいわれたし……という相手を想定すると、気が乗らないものです。

でも、このメビウスワークを信頼して、身を任せてください。

苦手な相手を想定した場合、最初のうちは違和感があり、「嫌だな」と思うかもしれません。それでもつづけてみてください。最初は重たく感じても、つづけているうちに軽くなっていきます。やがて、**8の字を描いて流れるエネルギーの帯がだんだんと広い幅になっていき、光のようにぐるぐる循環するとイメージしましょう。**そうするだけで、相手との人間関係が、まずはエネルギーのレベルでどんどん変化していきます。

そして、次に会ったときに、あなたが挨拶しようとすると、向こうのほうから

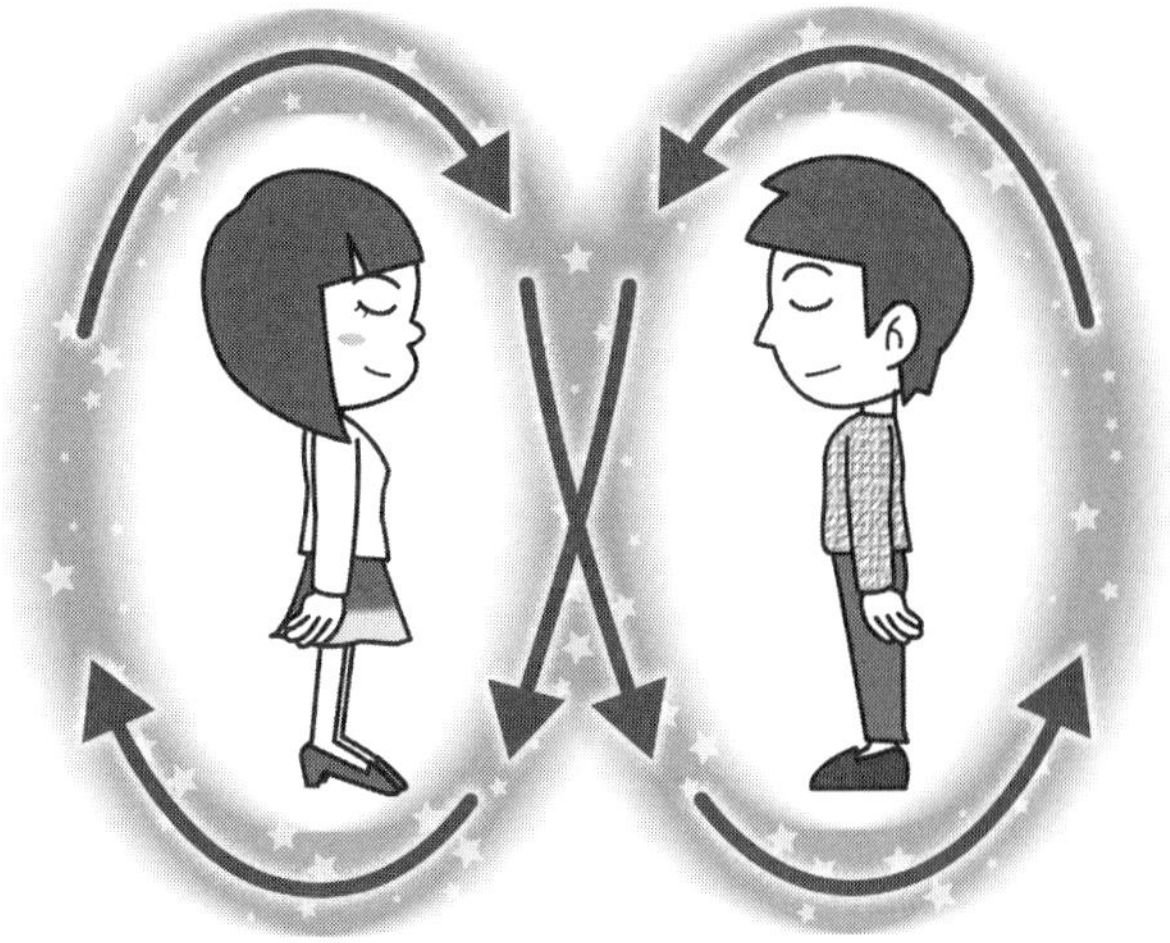

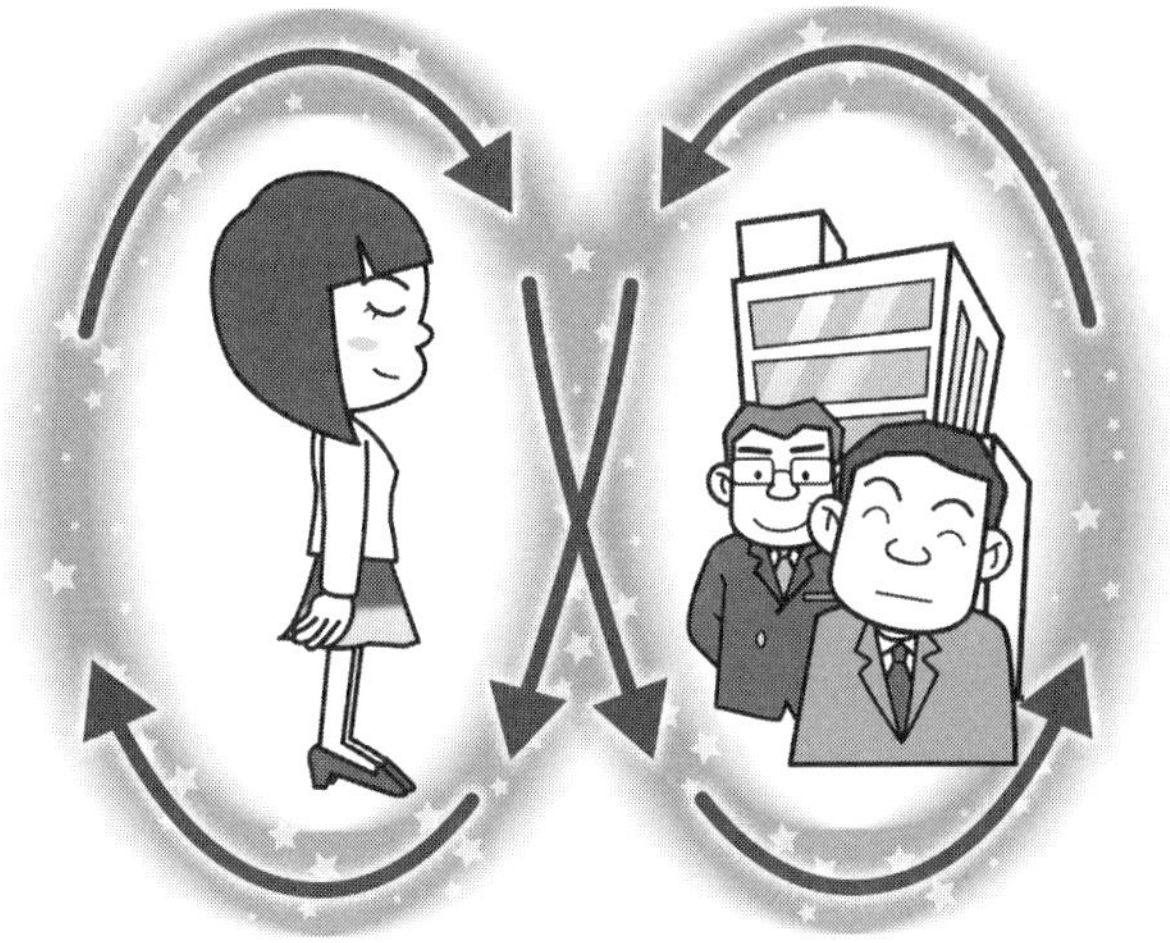

「この間はごめんなさいね」と謝ってきたり、とても楽しく話ができたりします。
そういうことが起きるのも、メビウスワークの不思議な特徴です。

経済状態やご縁の改善にも使える

メビウスワークが効くのは、1対1の人間関係だけではありません。さまざまな人たちとのご縁が結べます。そのなかで、経済状態も改善されていきます。

たとえば、勤め先や取り引き先の会社でもけっこうです。自分と会社をイメージして、双方のエネルギーをメビウスで結んでいきます。

最終的に目指すのは、双方がつながりあい、関係がどんどん発展していくことです。ひとりひとりのエネルギーがつながりあい、循環しあい、エネルギー的なネットワークになっているとイメージをしてください。

自分がひとりぼっちで、もう何も打つ手がない、どうしたらよいのかわからない。そんなときは、あれこれと頭で考えずに、メビウスワークで先にイメージしましょう。いろいろな方との出会いに恵まれ、ご縁がつながり、そこから新しい

「メビウスワーク」体験談①

上司との関係が3日で変化！

職場の上司に怒られてばかりで、私からは話しかけることができずにいました。当然ながら、上司も私に話しかけることがなく、職場には冷たい空気が漂っていました。でも、メビウスワークを毎朝実践したところ、すぐに変化が出てきました！　初日には、上司の言葉のトーンがいつもよりも優しいと感じ、2日目には、緊張しないで上司に話しかけることができ、3日目には、上司が私に優しく話しかけてくれ、日々の変化にびっくりしています。メビウスをはじめて2週間ですが、今は笑って会話をしています。（A・Wさん／女性）

怒っているお客様が友好的に

お客様からクレームのお電話をいただいたときは、イメージの中でメビウスワークをはじめると、怒っているお客様の気持ちに寄り添うことができます。最初は強い怒りの口調だった方も、だんだんと友好的な雰囲気で話してくださるようになります。（M・Nさん／女性）

失せ物探しにも効き目あり

探し物が、メビウスワークで5回見つかりました。娘にも実践してもらったところ、「あそこだ」というひらめきがあり、やはり見つかっています。

また、わが家は学生さん向けのマンションを所有しているのですが、大学の合格発表前からメビウスワークをしていたところ、合格発表後、すぐに満室となりました。（H・Tさん／女性）

職場の人間関係が改善しました

職場と自分をつなぐメビウスワークをしていたら、人間関係がとても良好になりました。苦手だと思っていた方とかかわる回数が自然に減っていき、自分のペースで仕事が進められます。友達関係に悩んでいた娘にもメビウスをしたところ、無事に解決できて、この春、学校を卒業しました。（F・Kさん／女性）

流れが生まれてお金を運んできたり、新しい仕事の話になったりと、関係性がどんどんふくらんでいくイメージです。これができるようになると、たとえひとりでも、何も怖くありません。メビウスのイメージから、現実として、よいご縁が生まれていきます。

大切な人の状況をよくしたいときに

メビウスワークによって、自分以外の人と何かを結ぶこともできます。

こんな実例があります。

お子さんが就職活動中だという女性が、そのお子さんと、就職希望先の企業を結びつけるメビウスワークをはじめました。すると、ワークを開始した数日後にその企業から「採用が決まりました」という連絡が入ったそうです。

また、娘さん夫婦が公団住宅への入居を希望していたという女性からも、体験談をうかがいました。娘さんは、公団住宅に申し込みはしたものの、ものすごい倍率なので「無理よね」と諦めていたそうです。そこで、代わりにお母さんがメ

「メビウスワーク」体験談②

思わぬ入金にびっくり！

メビウスワークで、通帳にお金が入ったのを確認している自分をイメージしたら、5月に行く旅行の代金を、友人が、私の分まで通帳に入金してくれたのにはびっくりしました。（A・Tさん／女性）

「いつもそれやってー！」と言われました

娘が、まだ慣れないバイト先に行くのを嫌がっていたので、バイト先で楽しく仕事しているイメージと娘のメビウス、笑顔の娘と私とのメビウスをして、自分にインストールしました。その日、帰宅した娘は、「今日はめっちゃよかった！」とニコニコ。後日、娘とゆっくり話す機会があったので、メビウスのことを伝えると、「うそーっ、バイト先に入ったときの空気がいつもと違って、とても楽しかった！　いつもそれやってー！」と言われました（笑）。（C・Kさん／女性）

販売成績が急上昇！

販売が苦手なクライアントさんに、自然体で楽に販売している未来の自分と、現在の自分を結ぶメビウスワークをすすめたところ、3日間で3か月分以上の売り上げを達成できたとのことです。（E・Nさん／女性）

お客様の転職が次々と決定

転職のご相談を受けたときは、お客様と希望する会社をメビウスワークでつなげます。「決まりました！」というご報告を2か月の間に5件いただき、驚きました。私自身がしっかりとイメージでき、心から望めば叶うと感じております。（K・Mさん／女性）

お客様の恋愛が好転しました

お客様とお相手をメビウスワークでつなげたら、お相手と会えるチャンスがきた、初めて電話で長く話せた、別れ話がなかったことになっていたなど、嬉しいご報告をいただきました！（A・Mさん／女性）

ビウスワークをして、娘さん夫婦と公団住宅を結びつけてみました。すると、高倍率をかいくぐって、めでたく当選。無事に引っ越されて、快適に暮らしているとのことでした。

このような実例がいろいろとありますので、ぜひ実践してみてください。以下に誘導瞑想用の文章を掲載します。また、下のＵＲＬかＱＲコードから、誘導瞑想の音源にアクセスできます。

http://frstp.jp/zn6

大きく息を吐きだしていきましょう。

吐く息とともに、今までのさまざまな人間関係、あなたが抱いたネガティブな思いが、どんどん体の外へ流れだしていきます。

そして、吸う息とともに、フレッシュな空気が、新たな出会いや可能性、ご縁の広がり、そういったエネルギーをどんどん広げてくれます。

人間関係がどんどん豊かになっていくようなイメージを持ってみましょう。

まずは、あなたの前に、とても仲よくなりたい人が現れます。その相手の姿を想像しましょう。イメージするだけで、とても嬉しい気持ちになってきます。

まだ、その人とは、そんなに仲よくないかもしれません。でも、あなたが今からイメージとエネルギーを送ることで、時空を超えて、その方との間にメビウスの輪が、大きくつながり、光り輝いていきます。

まずは、あなたの真心のエネルギーが、体の中からスーッと頭のほうに上り、抜けていきます。そしてそのエネルギーが、相手の方の足もとにいったん下りてきて、足もとからスーッと、見えない手にすくわれたように、相手の方に浸透していきます。

相手の方の表情を気にする必要はありません。まずはあなたのエネルギーを相手の方にそっと、ゆっくりと浸透させていきましょう。

相手の方の足もとから上がってきたエネルギーは、ハートを通り、頭を通って頭上から抜けだしていきます。

すると今度は、相手の方の、目には見えないエネルギーや潜在意識のプログラムが、あなたの足もとに下りてきます。そのエネルギーが、あなたの足もとから体の中を上昇していきます。

その間、感じることを、ただ素直に受けとめてください。心地のよさかもしれませんし、まだ慣れなくてぎこちない感覚かもしれません。

さらに、あなたの中をめぐってきた相手の方のエネルギーと、あなた自身のエネルギーが混ざりあい、あなたの頭のてっぺんから抜けていきます。そして、ふたたび相手の方の足もとへと下りていき、相手の方の体の中を、より混ざりあったエネルギーが上昇していきます。

すると今度は、相手の方の深い意識の底や、記憶の深いところにあるさまざまな情報をなんとなく感じとれるあなたになっています。決して判断するのではなく、心地よいのか、少し違和感があるのか、「快」なのか「不快」なのか、そんなことを感じながら、ふたりの間の気をぐるぐると回していきましょう。

また、相手の方のエネルギーが、あなたの足もとから入ってきます。そして、あなたの体の中を上昇し、頭を抜けて、相手の方に入っていきます。ふたりの間に光り輝くメビウスの輪ができていきます。

このメビウスの輪が、あなたと相手との関係性をどんどん加速していきます。

より親しくなることで、お互いが高めあい、成長しあえるのであれば、実際にそのようなエネルギーへと変わっていきます。

自分の思いとは裏腹に、その方とのこれから先のコミュニケーションが、あなたの魂にとってそんなに重要でない場合は、ふたりの関係がよりフラットに、ニュートラルに戻っていきます。

今は頭で判断しないで、このメビウスのエネルギーが、ふたりの間を循環していくとイメージしましょう。

このメビウスの輪を循環するエネルギーの流れはどんどん加速し、それにつれて光が強度を増していきます。

やがて、ふたつのエネルギーがひとつの光になり、溶けあっていきます。

ひとつになったその光を、心の扉を大きく開き、受け入れましょう。

そのエネルギーが全身に、光となって染み込んでいくのを感じてください。

さて、いかがでしょうか。ここでは「あなた」と「相手」の関係性についてイメージしましたが、あなたと職場、あなた以外の第三者と、その方が求めているものなど、さまざまな関係に応用することができます。

未来や過去の自分に会う「タイムトラベル」

未来の自分からアドバイスをもらう

「タイムトラベル」というとSFのように思えますが、私のセミナーではおなじみのワークです。イメージの中で未来の自分や過去の自分とつながり、必要な情報を得たり、会話を交わしたりするというものです。

やり方は簡単です。まずは快脳回路を立ちあげ、意識を自由に解放して、未来なら未来、過去なら過去の自分に会いに行くと決めます。

未来の場合、どれくらい先の自分なのかを明確にしましょう。 3か月後、半年後、5年後でもかまいません。決まったら、軽く目を閉じて、未来の自分をイメージします。もちろん、今直面しているさまざまな問題をクリアした自分です。

さて、未来のあなたはどんな服装をしていますか？　ヘアスタイルや表情はどんな感じでしょうか？　細部までイメージしてください。

未来の自分がありありとイメージできたら、**その自分から今の自分にアドバイ**

スをもらいましょう。次にやるべきことでもよいし、やらないほうがよいことでもかまいません。心構えなどを尋ねてもよいでしょう。

アドバイスをもらったら、未来の自分にお礼をいってお別れし、現在の世界へ戻ってきてください。

過去の自分に寄り添い、励ます

過去の自分に会いに行く場合は、ネガティブな出来事、いわゆるトラウマやブレーキの原因となる出来事が起こった場面にタイムトラベルをします。

45ページでもお話ししましたが、現在の自分に影響を与えているのは、過去の出来事に対する意味づけです。すなわち、ある体験をしたときに「大変だ、苦しい」と思うと、そのプログラムがずっと潜在意識に残され、現在の自分に影響を及ぼします。それを書きかえ、「あれはあれでよかった」「その体験があったからこそ今がある」と、**ポジティブな意味づけにし直すと、過去の出来事そのものは変わらなくても、まったく違う影響が現れる**ようになります。トラウマやブレーキがある場合は、それを治療的になんとか消そうとするより、タイムトラベルのワークを行って、過去の意味づけを変更するほうがスムーズです。

タイムトラベルのワークで、大変な出来事の渦中にある自分に会ったら、そばへ行き、「大丈夫だよ」と言ってあげます。「私があなたを助けてあげる」と声をかけて抱きしめるのもよいし、「今のあなたは幼くて、この出来事に対処できない。そのことで自分を責めなくてもいいんだよ。あなたは何も悪くない」など、状況に合わせて言葉をかけるのもよいでしょう。もちろん、「今は大変かもしれないけれど、この経験は、あなたを大きく成長させるよ」と伝えてもけっこうです。

すると、そのときの出来事に与えた意味づけが変わりますので、今、この瞬間までずっと苦手で重たいと感じていたことが、びっくりするくらい軽くなります。口に出せなかったことがすんなりと話せたり、自分のやりたかったことに遠慮なく取り組めるようになったりします。

なお、タイムトラベルは、感情が揺さぶられるワークです。とくに過去の自分に会いに行くワークはその傾向が強く、涙を流す方が少なくありません。ですので、ひとりで静かな時間を確保できるときに行うことをおすすめします。

パラレルワールドを明確にする「シンボルイメージシート」

イメージを使って望む世界へワープする

「シンボルイメージシート」は、パラレルワールドを明確にイメージするためのツールです。下のＵＲＬまたはＱＲコードからダウンロードできます。プリントして、お手もとにご用意ください。

今の自分は、シートの下のほうにいると想定します。そして、シートの上部、楕円形の光の中には、なりたい自分がすでに存在しているパラレルワールドがあります。それは、あなたが「未来の目標」として追いかける世界ではなく、「もうひとりのあなたが今いる世界」そのものです。その世界を明確に設定して意識を飛ばすと、パラレルワールドからエネルギーが送られてきます。

これから誘導瞑想を行い、パラレルワールドへ意識を飛ばします。パラレルワールドの自分の中に入り込み、その感覚を味わってください。そのあとでシンボ

http://frstp.jp/zn7

ルイメージシートに記入していただきます。

誘導瞑想の音声は、下のＵＲＬまたはＱＲコードからアクセスできます。


リラックスして、大きく息を吐きだしていきましょう。

吐く息とともに、さまざまなストレスや疲れ、不安や恐れが、どんどん体の外へ流れだしていきます。

そして、大きく吸い込む息とともに、別次元の最高のあなたがいるパラレルワールドから、エネルギーがあなたのもとにもたらされます。そんなイメージをしながら呼吸をくり返しましょう。

吐く息とともに、だんだん体が軽く、明るくなっていきます。

吸う息とともにあなたが望む未来からのエネルギーが、光の粒子となって体に入り込んでいきます。

やがてその光は、体のすみずみにいきわたり、浸透し、体全体がほのかに光り輝いていきます。その輝きがどんどん増して、あたり一面が光に満たされたその瞬間、あなたの意識はパラレルワールドへワープします。

http://frstp.jp/zn8

望むパラレルワールドとつながる！

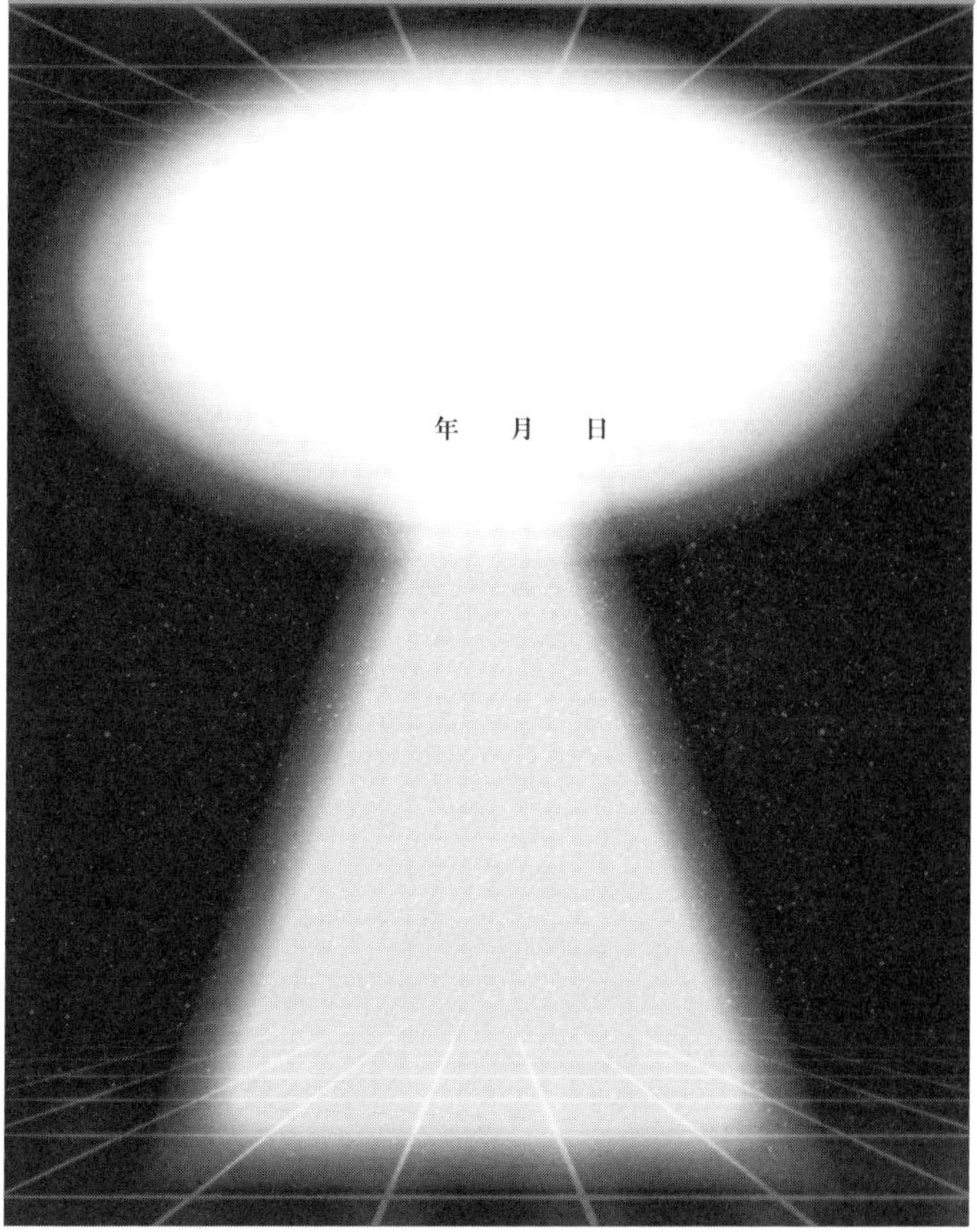

そこにいるあなたは、本当にやりたいことや望んでいることができて、充実した毎日を楽しんでいます。

そのあなたが見えてきました。なんとよい表情をしているのでしょう。

まわりには、あなたの大好きな人や仲間が一緒にいます。パートナーや家族も一緒です。それぞれのシーンの中で、あなたはとても楽しく、自分らしく、毎日を過ごしています。その様子を見てみましょう。

まず、仕事や収入面はどうでしょう。あなたは、いちばんやりたい仕事をしています。どんなふうに進めていますか。どんなふうに仕事仲間やクライアントさんと接していますか。

その姿を見ていると、あなたの意識がスーッとパラレルワールドのあなたの中に入っていきました。

あなた自身の内側からまわりを見てみましょう。

充実した仕事、あなたがやりたかった仕事、ライフワークに生き生きと取り組んでいます。楽しみ、喜ぶほど、それはエネルギーの流れとなって、あなたに経済的な豊かさをもたらします。必要なときに必要な額のお金がどんどん循環し、豊かになっているあなたがいます。

そのときの感情を感じてみましょう。

あらゆる人間関係が豊かで楽しく、深くわかりあえています。

ああ、ホッとする、とても楽だ。

自分に正直でいられる人づきあいができています。

とても嬉しく、ウキウキ、ワクワクしています。

今度は健康面を感じてみましょう。

とても体が軽く、ほのかに温かいのがわかります。よく見ると、体がシェイプアップされ、とても快適です。まわりからは「きれいになったね」「楽しそうだね」「いつも元気だね」と声をかけられます。

その体とともにパラレルワールドを歩いてみましょう。

どんな気持ちがしますか。

あるいは、乗り物に乗ってみましょう。どんな感じでしょう。

食べる物や身に着ける服、お気に入りのものがどんどん集まってきて、それを自然に楽しんでいるあなたがいます。

今体験している世界は、パラレルワールドとしてすでに存在しています。

その感覚を今のあなたの脳・心・体にしっかりと定着させるために、大きく深呼吸をしましょう。

体全体で息を吸います。パラレルワールドの周波数とエネルギーがあなたの体のすみずみまで宿ります。

息を吐きだします。吐く息とともに、パラレルワールドのエネルギーが今のあなたの世界に導かれていきます。

もう一度大きく吸って、吐きましょう。何度かくり返してください。

とても心地よい周波数とフィーリングに満たされています。パラレルワールドのエネルギーを全身に宿したまま、ゆっくりと目を開いてください。

「私は○○でした」と願望を過去形で書く

いかがでしたか？　パラレルワールドの感覚がさめないうちに、今見た光景、味わった感情、体感をシンボルイメージシートに書き写します。**3分以内を目安**

に、一気に書いてください。頭で考えず、ただ浮かんだことを書きましょう。

ポイントは、「私は○○だった」「私は○○していた」のように、過去形で書くことです。すでにそうなっていた自分の感覚で書くと、シートにいっそうのエネルギーが宿り、シート自体がエネルギーツールになります。その後はシートを通じて、パラレルワールドのエネルギーが常にあなたのところへ届くでしょう。

「シートの中間には何を書きますか？」と聞かれることがありますが、何も書く必要はありません。パラレルワールドへ到達するまでのステップを書きたくなるかもしれませんが、むしろ書かないでください。ステップを書くと、それを順番にクリアしていかねばならないという、時空間の制限に縛られた考え方に陥りがちだからです。

このワークでは、パラレルワールドへ一気にワープして、そこにいる自分とつながることが最重要です。そのための感覚を養い、イメージの得意な右脳でイメージして、言語化の得意な左脳で書きだす。これによって左右の脳が統合され、願望実現が早くなります。

記入したシートは、よく見えるところに貼っておくことをおすすめします。スマホで撮影して、待ち受けにするのもよいでしょう。それを見るたびにパラレルワールドとのつながりを意識できますので、アクセスしやすくなります。

また、シンボルイメージシートは、何度書き直してもかまいません。書いているうちに、イメージがどんどん進化していきます。「最初はこう思ったけれど、本当に自分のやりたいことはこれだ」など、やればやるほど気づきが生まれ、目指す世界がいっそうクリアになります。

人生の豊かさが広がる「オーケストラシート」

先ほどとは異なるタイプのシンボルイメージシートもあります。区別するために、こちらを「オーケストラシート」としましょう。指揮者を中心に、扇状に配置されたオーケストラを思わせる図なので、このように呼んでいます。こちらも、下のＵＲＬまたはＱＲコードからダウンロードできます。

このシートは、記入する部分が「仕事・収入」「家族・人間関係」「趣味・遊び」「美容・健康」の４つに分かれています。**これらは、人生の中で大切だと思わ**

http://frstp.jp/zn9

れることをコンパクトに絞り込んだ４分野です。それぞれの分野について、望むイメージを明確にすることで、あなたの人生の豊かさを広げることができます。

シートには期限を書く欄が４か所あります。いつまでに、どうなっていたいかを明確にするためで、いちばん外側の欄が最も重要です。

趣味や遊びまでイメージしなくてもよいのではないかと思われるかもしれません。確かに、ほとんどの方が仕事や収入をなんとかしたい、人間関係をよくしたいとおっしゃいます。しかし、それだけを追求しているとプレッシャーがどんどん大きくなり、イメージが縮こまってしまうことがあります。

ですから、仕事や人間関係はいったん脇に置き、大好きな趣味や遊びなど、脳が喜ぶようなことも目標に入れましょう。すると、仕事や人間関係では使わない脳の部位が活性化しますので、結果的に人生のバランスもよくなります。

もうひとつ大切なのが、ご自分の美容と健康にかかわることです。「ちょっと老けてきたかしら」「お腹にお肉がいっぱいついちゃって」などと思っている方がいらっしゃるかもしれません。自分がこんな姿になっていると嬉しい、ワクワクするということを明確にしておきましょう。

このオーケストラシートを書くときのポイントは、本当のあなた自身が扇の要の部分にいると思うことです。そこに、自分の名前を記入してください。

そして、**まずは扇形のいちばん外側、すなわち望むゴールをしっかりとイメージして書きはじめましょう。** 4分野それぞれのゴールが明確になったら、途中のプロセスは目安程度に記入しておけば大丈夫です。

あなたはまさに、自分の人生の指揮者なのです。そういう自覚を持ちましょう。各分野の最高のパラレルワールドの自分とつながり、共鳴しあえば、豊かな人生へのハーモニーが広がります。自分が指揮棒を振ったとおりに、その世界を創造する音楽が奏でられます。そうしたセルフイメージを育てることにも役立つシートです。

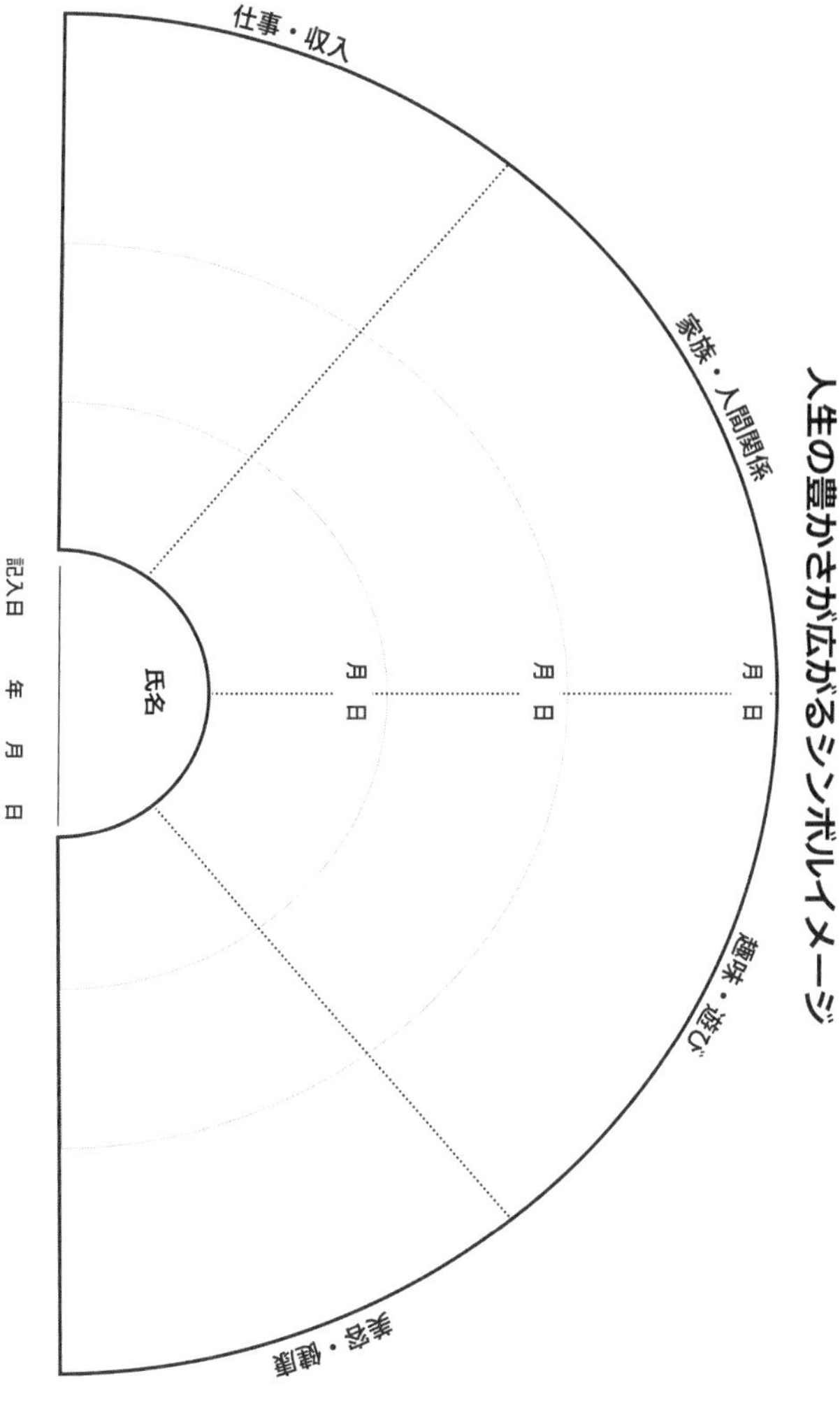
人生の豊かさが広がるシンボルイメージ
仕事・収入
家族・人間関係
趣味・遊び
美容・健康
氏名
月　日
月　日
月　日
記入日　年　月　日

「精神面」についての体験談

時間の管理がうまくなりました

　イライラや不安がまったくなくなりました。集中力がつき、飽きっぽいところが直りました。頭の切り替えが早くなり、時間の管理がうまくなったと感じています。（M・Nさん／男性）

デンと構えていられます

　不登校の息子と思春期まっただなかの娘の顔色をうかがってばかりの毎日で、子供たちが落ち込んでいると私まで落ちてしまい、何もできない状態でした。また、私自身が他人の意見に左右されることが多く、子供たちへの対応も日によって違ったりして、自分でもよくないとわかっていました。

　そんなときに宇宙自分軸のワークを知り、実践してみました。すると、終わったときにとてもスッキリして、1本しっかりした軸が通ったのが実感できました。それからは、宇宙自分軸のワークだけはなるべく毎日やるようにしています。軸がブレなくなったので、子供から何をいわれても、デンと構えていられるようになりました。（A・Kさん／女性）

「もう、いっか」と手放せます

　最初のうちはまだ不安回路がありましたが、ブレインワークをつづけて快脳回路ができてくると、どんなことが起こっても「ま、いっか」と受け入れて、「もう、いっか」と手放せるようになり、多少のことでは動じないマインドができてきました。（R・Kさん／女性）

未来の自分からパワーをもらいます

　不安なことがあると、どうしても笑顔になれませんでしたが、さまざまなワークをするようになってからは、楽しいことやワクワクすることに気持ちが向き、「さあ、次は何をしようか」という言葉や行動が出るようになってきました。毎日、太陽からいただいた光をご先祖様に送り、トーラスワーク、宇宙自分軸のワークをして、未

来の自分自身からパワーをいただいています。（N・Wさん／女性）

ジャッジをやめたら、こんなに楽！

つい最近、私にとっては「地雷ワード」のような言葉を言われたのに、なんとも思わずスルーできたことが驚きでした。去年の今ごろの私なら、「なんでそんなことを言うのだろう」と、悶々としていたと思います（笑）。不要な観念を手放すワークをしたあたりから、過去について後悔したり、考えたりすること自体も面倒になってきたのですが、そんな自分の変化に驚きました。ジャッジするのをやめると、こんなに楽なんだ、まあ、いいか、もう、いいかと、自分の内なる変化を実感した出来事でした。（A・Mさん／女性）

何とかなる、必ずよくなる

どのような状況であろうと、それを受け入れて前に進むことができるようになりました。困難に出会っても、何とかなる、必ずよくなるという根拠のない確信が生まれるようになりました。（H・Yさん／男性）

ワークをお教えした方から嬉しいご報告が

ある方にワークをお教えしたところ、いいたいことを幼いころから我慢してきたけれど、ご自分の意見をはっきりいえるようになったそうです。それにより、まわりも変わってきたとのことでした。（Y・Yさん／女性）

脳の処理速度が上がりました

私は物事の全体像が見えると動きがよくなるタイプですが、全体像を把握するのにとても時間がかかっていました。でも、最近はとても速くなってきたように思います。難しい分野や知らない分野の物事でも、自分は理解できるという根拠のない自信がついたので、知識を得るのがますます楽しくなりました。

また、検索するスピードも倍以上になっています。調べ物は楽しいですし、新しい世界の全体像を見るのも嬉しいです。脳の処理が速くなっている感じがします。（Y・Mさん／女性）

軽やかな毎日を過ごしています

家族が突然、入院しました。以前の自分なら激しく動揺し、不安でいっぱいになり、暗い毎日を過ごしていたと思います。でも、さまざまなワークをしているおかげで動揺もなく、深く落ち込まず、「まあ、なんとかなるさ」と、軽やかな毎日を過ごすことができています。本当に、ビックリです。（Y・Kさん／女性）

気持ちを立て直せるようになりました

気持ちの切り替えが早くなりました。行き詰まりを感じるときや、自分の気持ちに違和感を感じたときは、いったんそこから離れてみる余裕もできました。自分のご機嫌を取ることを最優先できるようになったと思います。不安回路に入ったときは、そのことに気づき、気持ちを立て直せるようになりました。（M・Kさん／女性）

「今」を楽しんでいます

よくわからない不安や恐怖、眠気がだいぶ減りました。できないことはまだまだありますが、「で、私はどうありたい？」と自分に問いかけ、あり方を決めるということをくり返しています。さまざまなことを丸ごと受け入れた結果、以前よりずっと「今」を楽しめるようになりました。（M・Kさん／女性）

何があっても動じなくなりました

最初のころは「ワークをやらなくちゃ、ああ、できてない」という感じでしたが、「やったらすっきりする、気持ちがいい、もっとやりたい」と変化してきています。懸案事項があるときは、気が重くなりがちでしたが、出勤前に宇宙自分軸とゴッズハンズのワークをやると、晴れやかで落ち着いた気持ちになります。

ちょっとしたトラブルが発生したり、人間関係のいざこざや苦情が持ち込まれたりと、周囲で起きていることはあまり変わりませんが、私自身が動じなくなりました。「困った」という感じにはならず、「何が起こっても何とかなる」という感覚があります。（K・Oさん／女性）

信じられない変化が起こりました

長年の間、ストレス性の病で気分が落ち込んでいましたが、毎日ワークをつづけたところ、いつのまにか気分がよくなりました。私にしてみれば信じられないことで、大変ありがたいと思っています。（M・Hさん／女性）

第5章

願望の実現を加速する「エネルギーワーク」

体の動かし方ひとつでエネルギーが変わる

この章では、人体が生みだすエネルギーについて改めて考えるとともに、脳・心・体を結びつけるワークを行います。「気」の流れをスムーズにして、エネルギーをどんどん活性化し、高めていくと、願望実現が加速していきます。

じつは、**現実創造の力を生みだすのは、体の内外に流れるエネルギー**です。

たとえば、いつも自信がない人は、視線が下を向き、肩が落ち、顔つきも、なんとなく寂しい印象です。こういうときには、形だけでもよいので体を動かしてみると、そのとおりのエネルギーが生みだされてきます。体の動かし方ひとつで変化が起きるのです。これもじつは、エネルギーワークの極意のひとつです。

また、**エネルギーワークで肝心なのは、イメージとエネルギーをひとつにすることです。**「こういうイメージを持っているけれど、なかなか現実が変化しない」という人は、イメージとエネルギーがひとつになっていないのです。

まずは、イメージを鮮明に思い描きます。すると、それに合ったエネルギーが生まれてきます。そのエネルギーは、実際に現実を変えていく力と働きを持っています。この点を理解して、信頼してください。

ただ、３次元の世界には「時間」という制約があります。そのため、イメージやエネルギーが変化したあと、現実が変化するまでに若干の遅れが生じます。

その遅れが気になって、「まだ変わらない」と不安を感じたり、焦ったりする人もいますが、心配は無用です。あなた自身のエネルギーが変化すれば、あなたのまわりの世界は必ず変わっていきます。このことは、宇宙の法則だと思っていただいて大丈夫です。

あなたが生みだすエネルギーは尊い！

改めて気について説明しますと、**気とは情報を持ったエネルギー**です。それを自由自在に変化させて、潜在意識に巣くっている「どうせだめだから」「大変だから」という**ネガティブなプログラムをそっくり書きかえていく**ことが、エネルギーワークの目的のひとつです。

そのときに重要なのは、自分が生みだすエネルギーを「すごく尊いもの」として扱うことです。たとえばセミナーの場では、両手をこすりあわせてエネルギー（気）のボールをつくりますが、そのときに「本当にエネルギーが出てるの？全然わからないんだけど」と思うと、弱いエネルギーしか出てきません。

どうせ実践するなら、「ものすごいエネルギーが出ている！」と本気で思い、そのエネルギーを愛でて、尊びましょう。そして、「このエネルギーが、私を、潜在意識を、まわりの空間を、宇宙をちゃんと変えてくれる」と信頼することが大事です。そのためのワークをじっくりとお伝えしていこうと思います。

基本のワーク「気感をひらく」

気のエネルギーを目覚めさせる！

まず「気感をひらく」という基本ワークをお伝えします。

最初に両手を合わせてこすりますが、それには理由があります。

人間の体には陰と陽のエネルギーが流れているといわれます。たとえば東洋医学では一般的に左が陽、右が陰とされています。ですから、**左右の手を合わせることは、陰陽を和合することであり、エネルギーを安定させ、循環させることに**通じます。手を合わせるだけで、あなたの中にメビウス状のエネルギーが生まれるという言い方もできます。

ちなみに、左右の足の裏を合わせても陰陽が和合します。人体のなかで、左右を合わせることでエネルギーを整えられるのは、手と足だけです。就寝前などに実践すれば、陰陽のバランスがよくなるでしょう。

①両手を合わせ、温かい「気」を感じてから、自分の体の中の陰と陽が和合する様子をイメージします。

②陰陽が和合したら、両手をこすりあわせます。最初は20～30往復くらいが適当です。慣れてくると2～3往復で気が出てくるのが感じられます。

③ほんの少し手を離し、両手の間にある気を練ってみます。左右の手を互い違いに回転させたり、わずかに近づけたり離したりするとよいでしょう。

④練った気を丸めていきましょう。ピンポン玉ぐらいの大きさからはじめて、テニスボール、ソフトボール、バレーボールくらいにします。いかがでしょう。手の間に、ふわふわとした気が感じられたらOKです。

⑤今度は、両手の間にある気をつかんで、にゅっと伸ばしたり、縮めたりします。

⑥次は、気のボールを胸の前に持ってきて、少し回してみます。まず、自分から見て時計回り（右回り）に。熱さと弾力が増したように感じられます。

⑦1回だけ、反対回り（左回り）にしてみましょう。気がスッと抜けるのが感じられます。

⑧もう一度時計回りに回して、途中で1回だけ、反対回りにします。気の変化が感じられますか？

⑨縦や横にも練っていきます。両手の間隔を縮めたときは、気が圧縮されて強くなるとイメージしましょう。

以上が「気感をひらく」というワークです。なお、ケガなどで**両手が使えないときは、イメージの中でワークをするだけでも気が生まれます。**

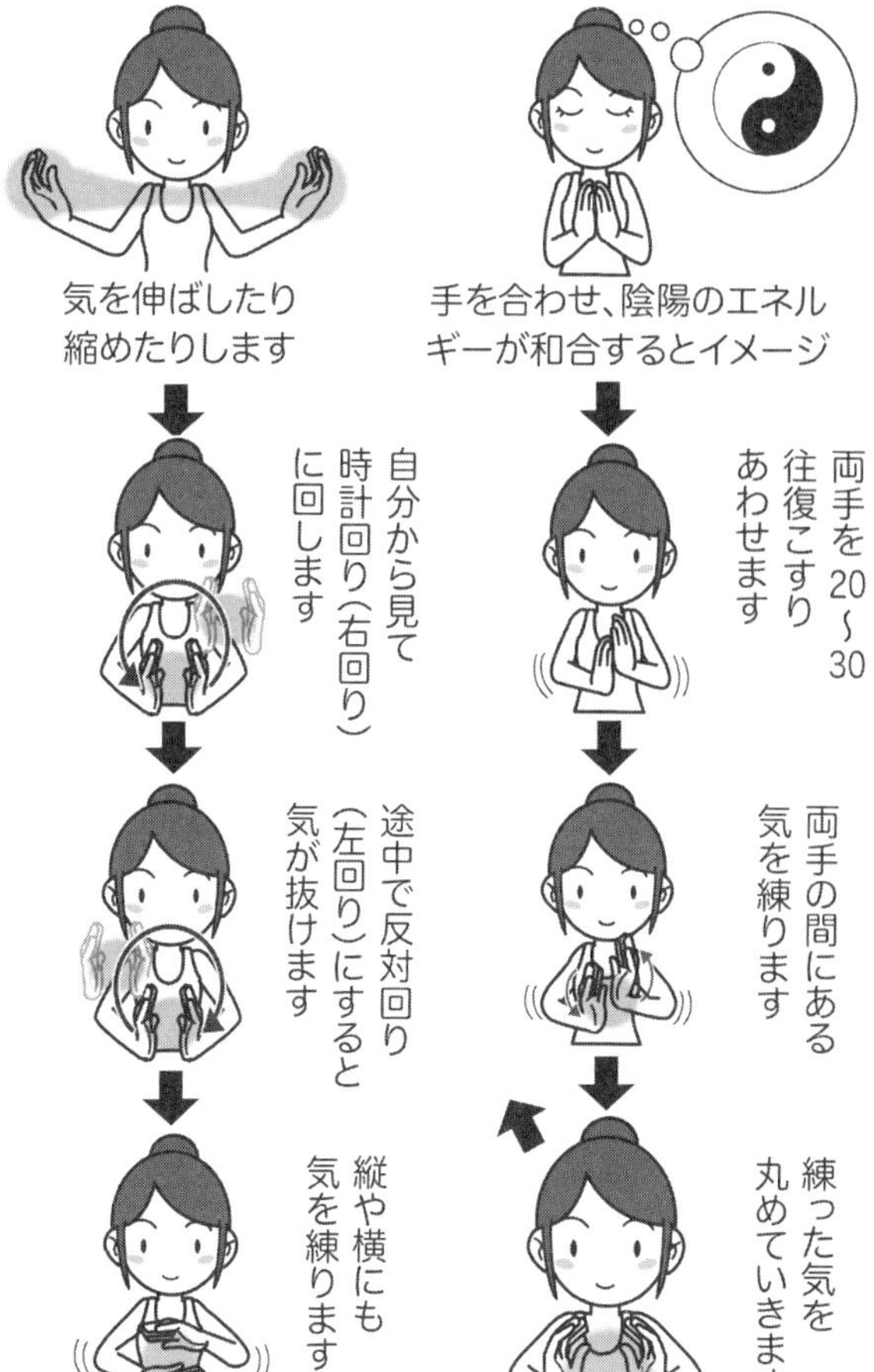
気を伸ばしたり
縮めたりします
自分から見て時計回り（右回り）に回します
途中で反対回り（左回り）にすると気が抜けます
縦や横にも気を練ります
手を合わせ、陰陽のエネルギーが和合するとイメージ
両手を20～30往復こすりあわせます
両手の間にある気を練ります
練った気を丸めていきます

気を自由自在に使うための6つのワーク

①気のエネルギーで自分を包む

ひとつ前のワークで、気を練ってボールをつくりました。それをそっと頭上に持っていき、ふんわりと広げてみましょう。頭上で広がった気がゆっくりと落ちてきて、繭のようにあなたを包みます。

どんな感じがしますか？　なんだか落ち着く。安らぐ。守られているみたい。そんなふうに、積極的に思ってみてください。自分のまわりに、自分を包むエネルギーフィールドがあるとイメージしましょう。

もう少し両手をこすりあわせてから手のひらをじっと見ていると、まるでサラミソーセージのように、赤と白のぷつぷつとした模様が出てくることがあります。これは気の流れがよくなったサインで、それを見ているだけでも、だんだんと気が出てきます。

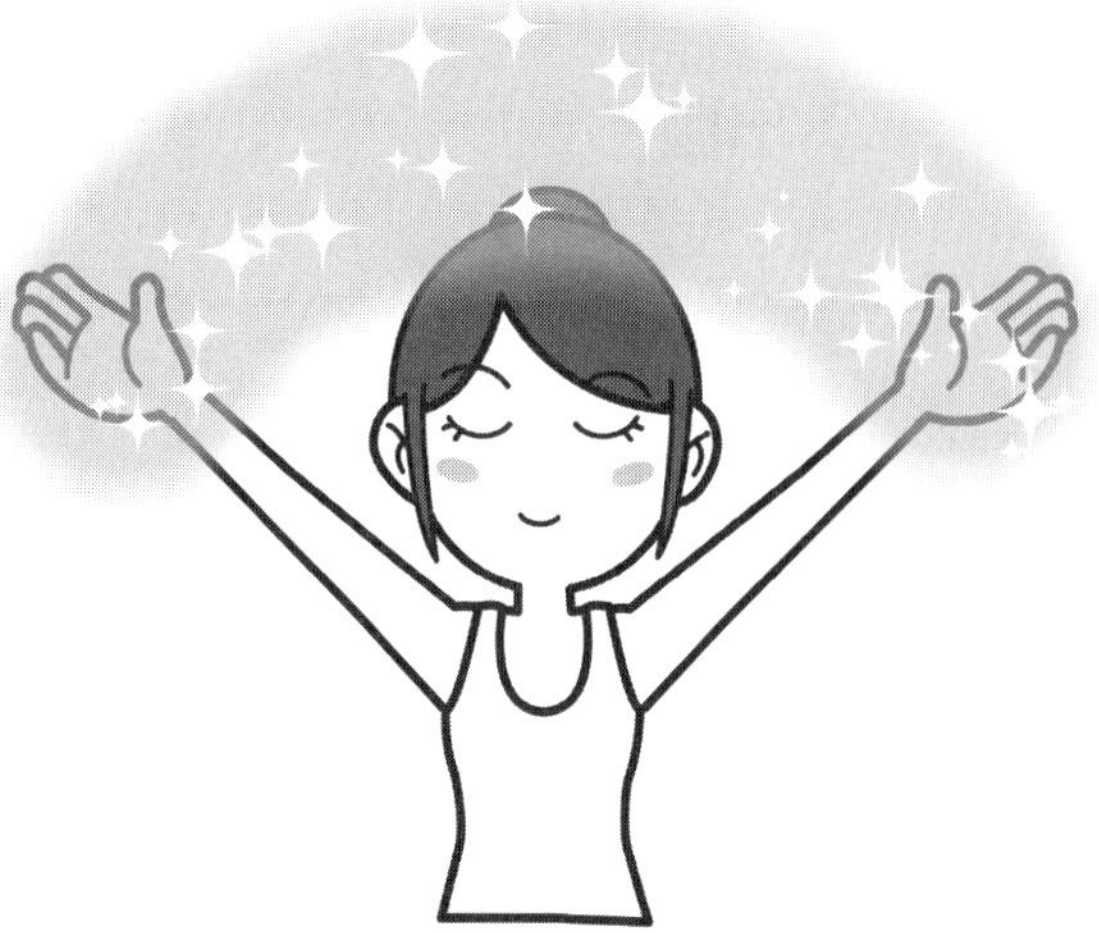

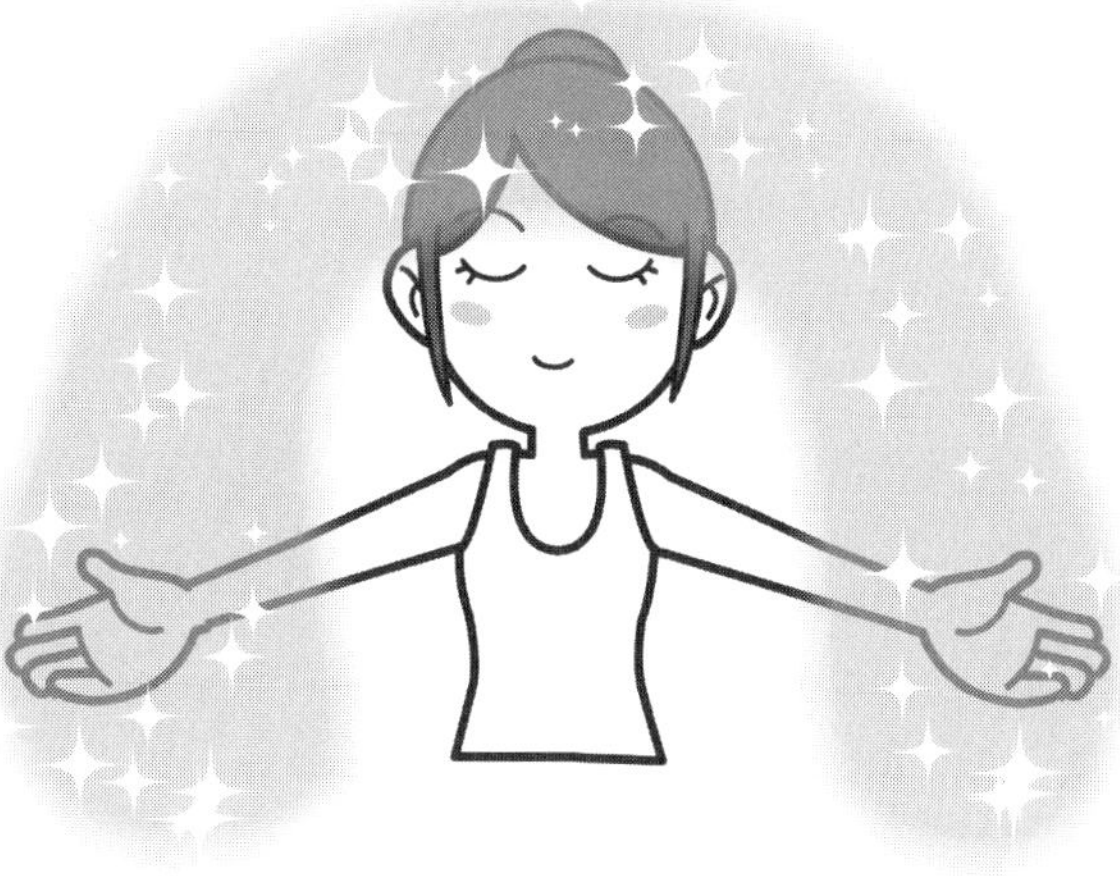

②ペアになってお互いの気のボールに触れる

①気を練ってボールをつくります。
②右手を上、左手を下にして気のボールを持ったら、右手をそっと離します。
③離した右手を上のほうからゆっくりと左手に近づけていくと、ボールのあたりでふんわりした感じや少しピリピリした感じ、熱さや冷たさなどを感じます。
④ボールの横からも右手を近づけてみましょう。

上から近づけたほうがボールの存在をはっきりと感じる人もいれば、横からのほうがはっきりと感じる人もいます。個人差がありますし、その日のイメージや体調によっても変化します。

このワークは、ペアで行うとさらに、気のボールの存在がよくわかるでしょう。気の質はひとりひとり異なります。自分の気を自分で確認するより、自分とは異なる他人の気に触れたときのほうが、「ある」と感じやすいのです。

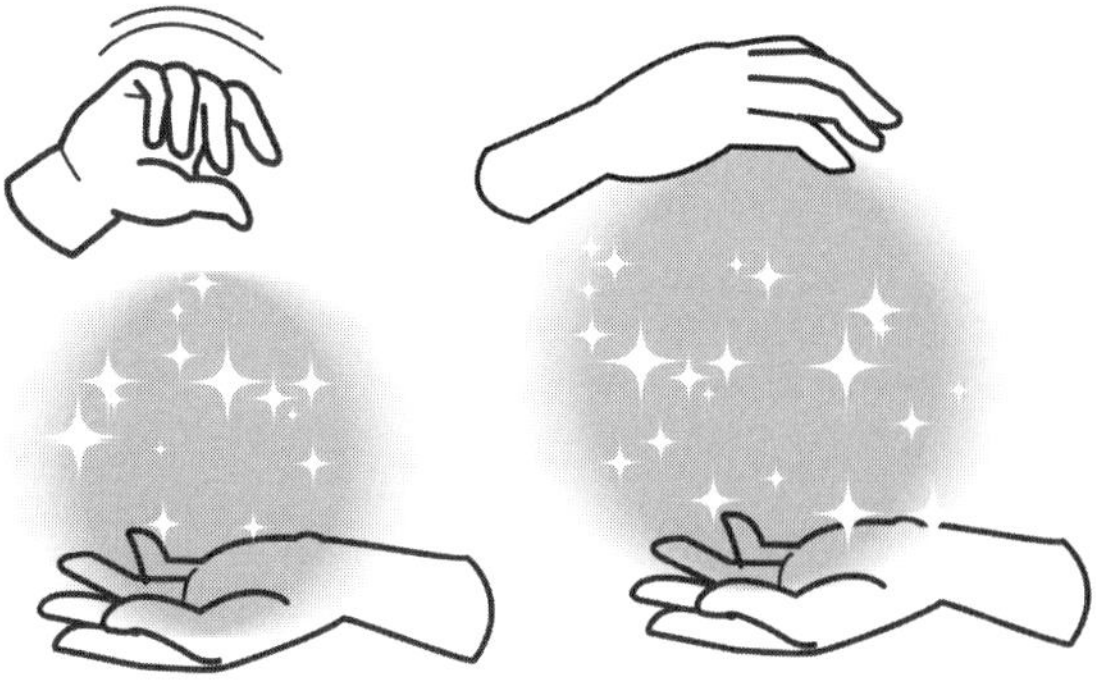

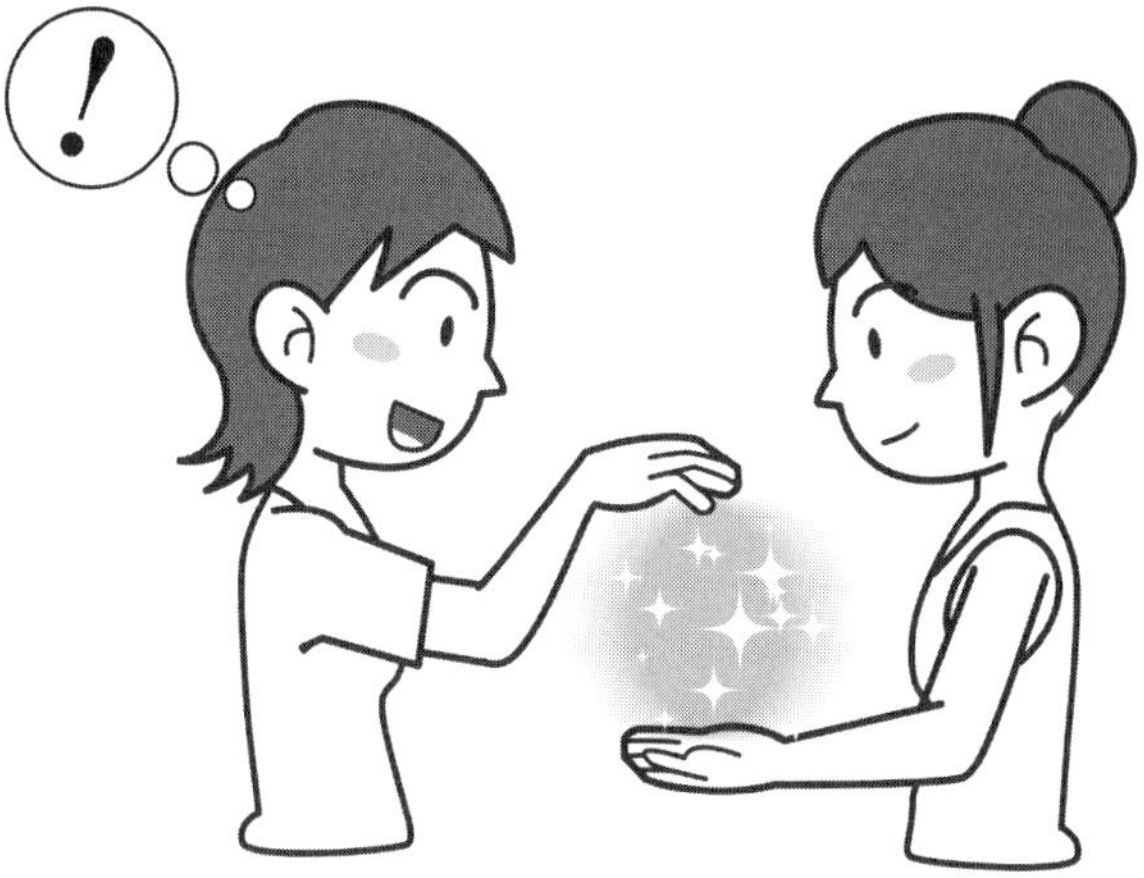

ふたりで行う場合は、ひとりが気のボールをつくって左手にのせ、もうひとりが上または横からボールに手を近づけていき、気の違いを感じてください。

③気の剣を手や体に通してみる

①気を練ってボールをつくります。

②気のボールを右手（左手でもよい）にのせ、右手の人差し指と中指を伸ばして他の3本は握り（指を閉じた「チョキ」のようになります）、気のボールからシュッと気の剣を出します。何度か振ってみましょう。

③気の剣で、自分の手のひらをゆっくりと刺してみましょう。ツンツン、ツンツンとやっていると、手のひらがムズムズとしてきます。

④気の剣で手のひらを刺したまま、時計回りにクルクルと剣を回してみます。時計回りはエネルギーを注入する作用があるので、より強く気を感じます。

⑤手のひらに刺した気の剣を手首に移動させ、手首から肘までを何度も往復させましょう。さらに、スーッと上へ移動し、上腕から肩まで、気の剣を移動させ

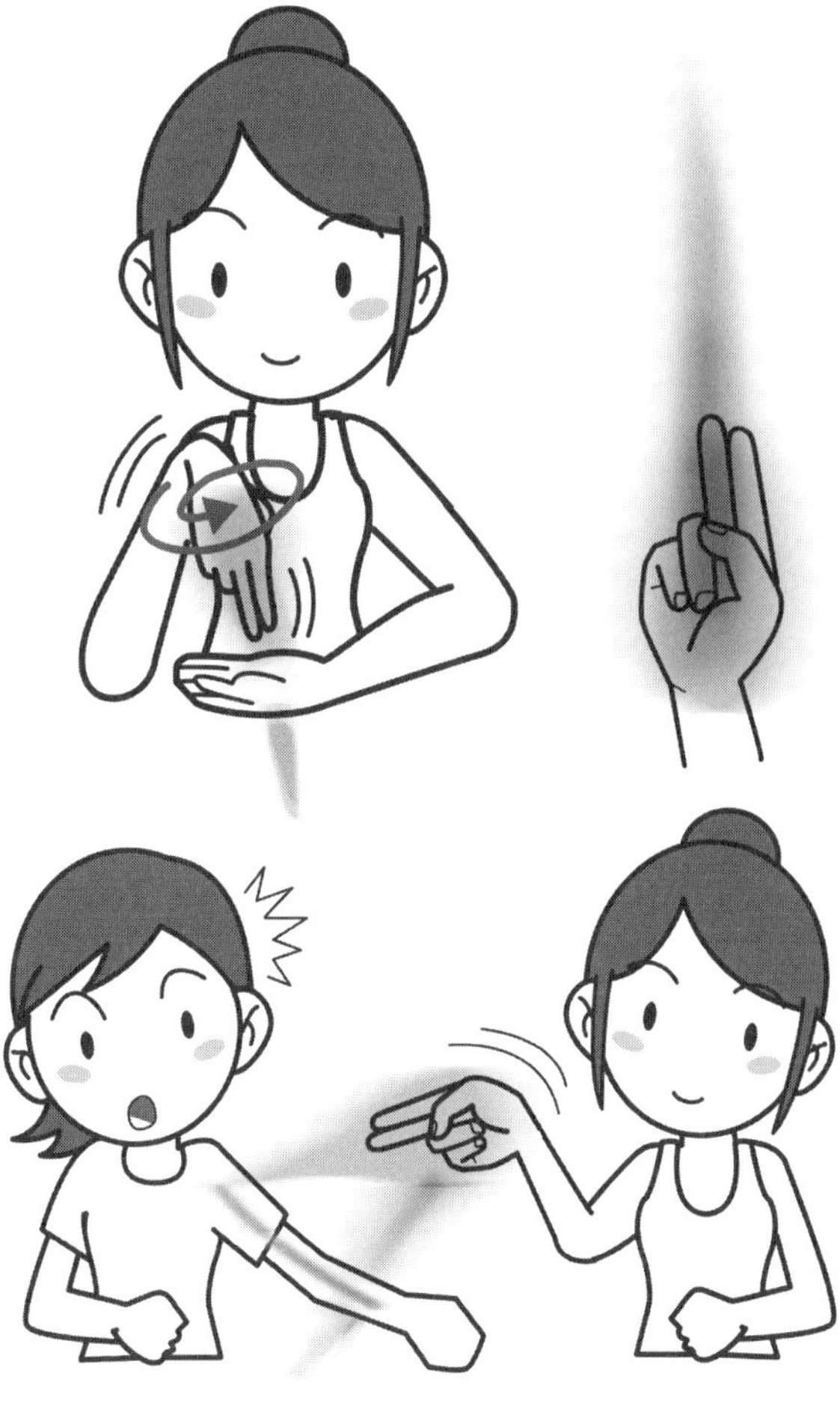

ます。すると、気のエネルギーが腕の中を通っていくのが感じられます。

このワークもペアで行って、互いの手のひらや腕に気の剣を通すと、いっそうはっきりと感じられます。

また、首や肩が凝っているときは、気の剣に光のイメージを加えて体の中をマッサージすると、とてもスッキリとして軽くなります。

④熱い気や冷たい気をつくる

①気を練ってボールをつくります。
②気のボールが、だんだんと熱くなっていきます。まるで両手の間に小さな太陽があるかのように、あるいは、温かい暖炉に手をかざしたときのように、どんどん熱くなります。
そんなふうにイメージしていると、気のボールの情報が書きかえられていきます。「気のせいでしょ?」という思いではじめてもかまいません。あなたがだんだんとその気になれば、脳はそれを現実と見なします。

③今度は、気のボールがだんだんと冷たくなっていきます。私はよく南極の氷をイメージします。意識を南極へ飛ばし、何億年もカチンコチンの氷に手を突き刺します。氷から手を引き抜くと、氷柱のように冷えきっています。頭に血が上ってカッカとしているときは、氷柱のようになった手を頭のあたりでヒラヒラとなびかせると、スーッとクールダウンできます。

このワークも、できればペアで行ってみましょう。お互いの気のボールに触れ、熱さや冷たさを確認してみてください。

⑤ピンク色の気で美顔と若返りの効果を得る

つづいて、美顔・美肌・アンチエイジングに効き目のある「気」をつくってみましょう。女性はもちろん、男性もぜひ実践してください。

①気のボールをつくります。

②両手の間にある気のボールが、みずみずしいピンク色で、赤ちゃんの頬のようにプルンプルンだとイメージしましょう。指でつつくと、ポンッと跳ね返されるような、気持ちのよい弾力があります。

③ピンク色の気のボールをこねたり、伸ばしたりしましょう。気を材料にして、最高級の美容クリームをつくっていると思ってください。

④「美容クリーム」がたっぷりとついた両手で顎を包みます。そこから気のエネルギーが顔の細胞にじんわりと浸透し、頭頂へ上っていきます。ゆっくりと頭蓋骨の後ろに回り、首の後ろに届き、今度は鎖骨の真ん中から全身にめぐりはじめます。体全体が、ピンク色のみずみずしい気で満たされていきます。

⑤ひととおり気をめぐらせたら、手を合わせてひと息つきます。自分の体も顔もツルツルになっているとイメージして、実際に触れてみてください。

これを朝晩の習慣にすると、肌が若返ります。朝晩が難しいようでしたら、就寝前だけでもやってみてください。翌朝には肌の調子とお化粧のノリがよくなります。鏡を見るのが楽しくなってくるでしょう。

⑥気のエネルギーで相手の気を浄化する

「あの人は元気がないな」「エネルギーをもう少しクリアにしてあげたいな」などという場合は、気のエネルギーでその人の気を浄化することができます。

まずは、自分自身のエネルギーを整えてから行いましょう。

なお、目の前の相手に対して行うのではなく、離れた場所にいる相手に対して行うことを前提とします。

①手を伸ばして遠くにいる相手の気をつかみ、自分の手もとに持ってきます。

②相手の気をこねて、ボールにします。その中に、相手のミニチュアが入っていると思ってください。

③相手の気を確認してみましょう。どんな感じがしますか。ほんわりと温かい、ちょっとピリピリしているなど、自分が感じたことを味わってください。

④相手が入っている気のボールに、空からキラキラと光のシャワーが降り注いで

きたとイメージしましょう。すると、元気がなく、暗い感じだった相手の気が、光のシャワーを浴びてだんだんと輝きを取り戻していきます。

⑤相手の気から濁った感じや重い感じがなくなり、明るく、軽くなったと感じたら、光のシャワーをとめます。

⑥相手のミニチュアが入った気のボールごと、相手に送信しましょう。スッと遠くへ押しだすような動作をして、ピカピカになった気のボールが相手の頭頂から体内へ入り込むとイメージします。

⑦体内へ入り込んだあとも、ずっと光りつづけている様子をイメージしましょう。

心を癒し自信を回復する「ハートのエネルギーワーク」

感情のエネルギーはハート（心）で生まれる

日々の生活の中では、とかく感情が動くものです。笑ったり、喜んだりするだけでなく、怒ったり、悲しんだりすることもあるでしょう。そうしたネガティブ

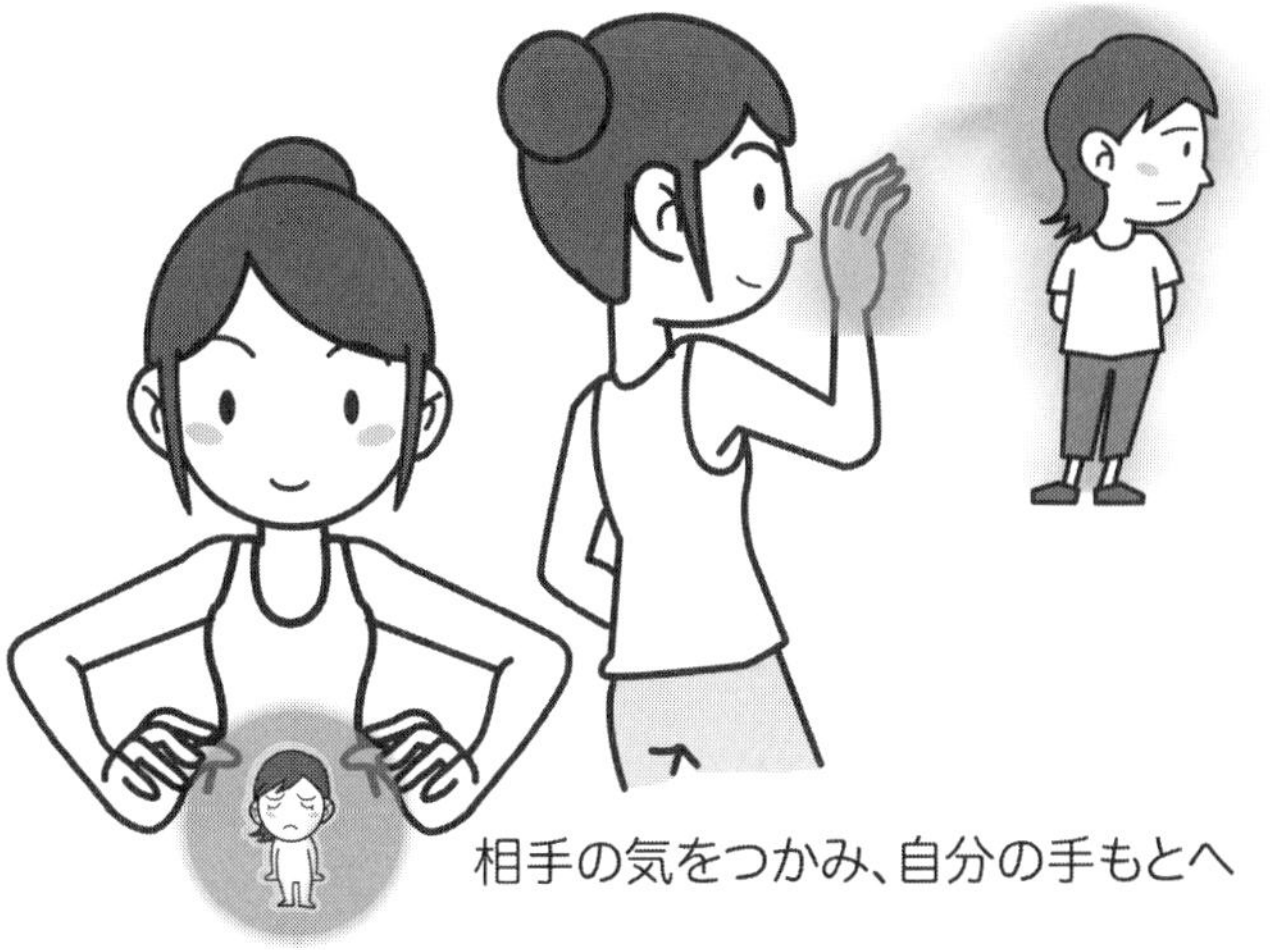

相手の気をつかみ、自分の手もとへ

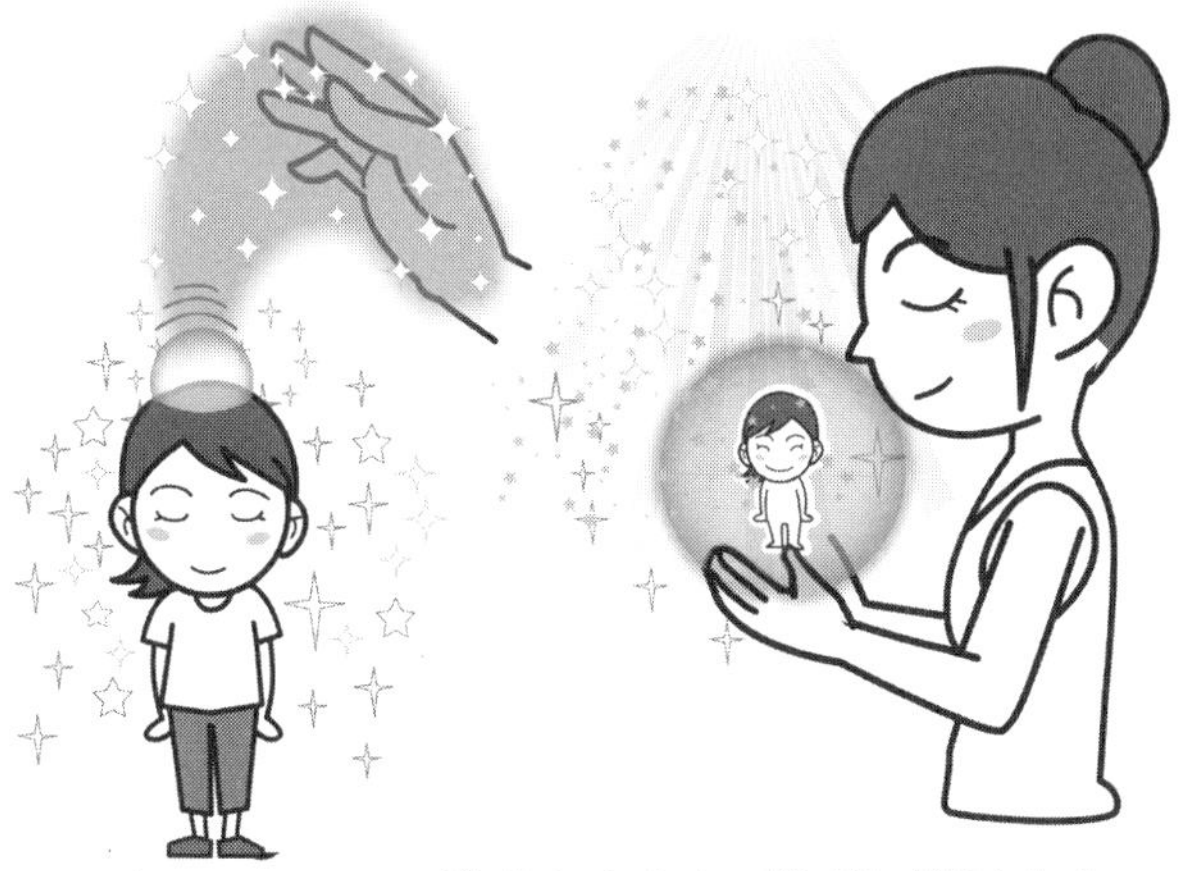

光のシャワーで浄化したあと、相手に届けます

な感情は、ときに心を傷つけ、アンバランスにしてしまいます。

さまざまな感情をつかさどるのは、ハートのエネルギーセンター、すなわち心です。3つの丹田のなかでは中丹田、7つのチャクラのなかでは第4チャクラに対応します。このハートのエネルギーセンターを最も短時間で効率的に整えるのが、これからご紹介する「ハートのエネルギーワーク」です。

心のバランスを崩したときの手当てとして、また、孤独を感じたときや、心を温めたいと思ったときに、実践してください。

①男性は左手を下、女性は右手を下にして、両手を重ねましょう。重ねた両手を胸に当てます。

②両手を通して、宇宙からとても優しい、無条件の愛のエネルギーが入ってくると想像してみてください。

無条件とは、まさに「無条件」です。私には愛を受け取る資格がない。今は愛だ、何だといっている場合じゃない。そうした思いとは関係なく、無条件にやってきます。永遠、無限、無尽蔵の光だと思ってください。

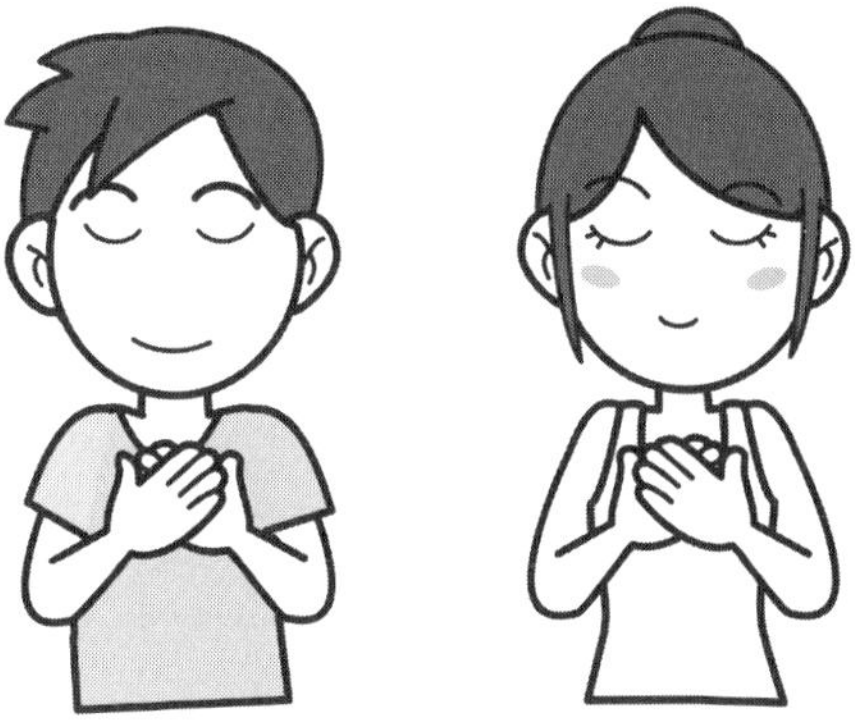

男性は左手が下、女性は右手が下

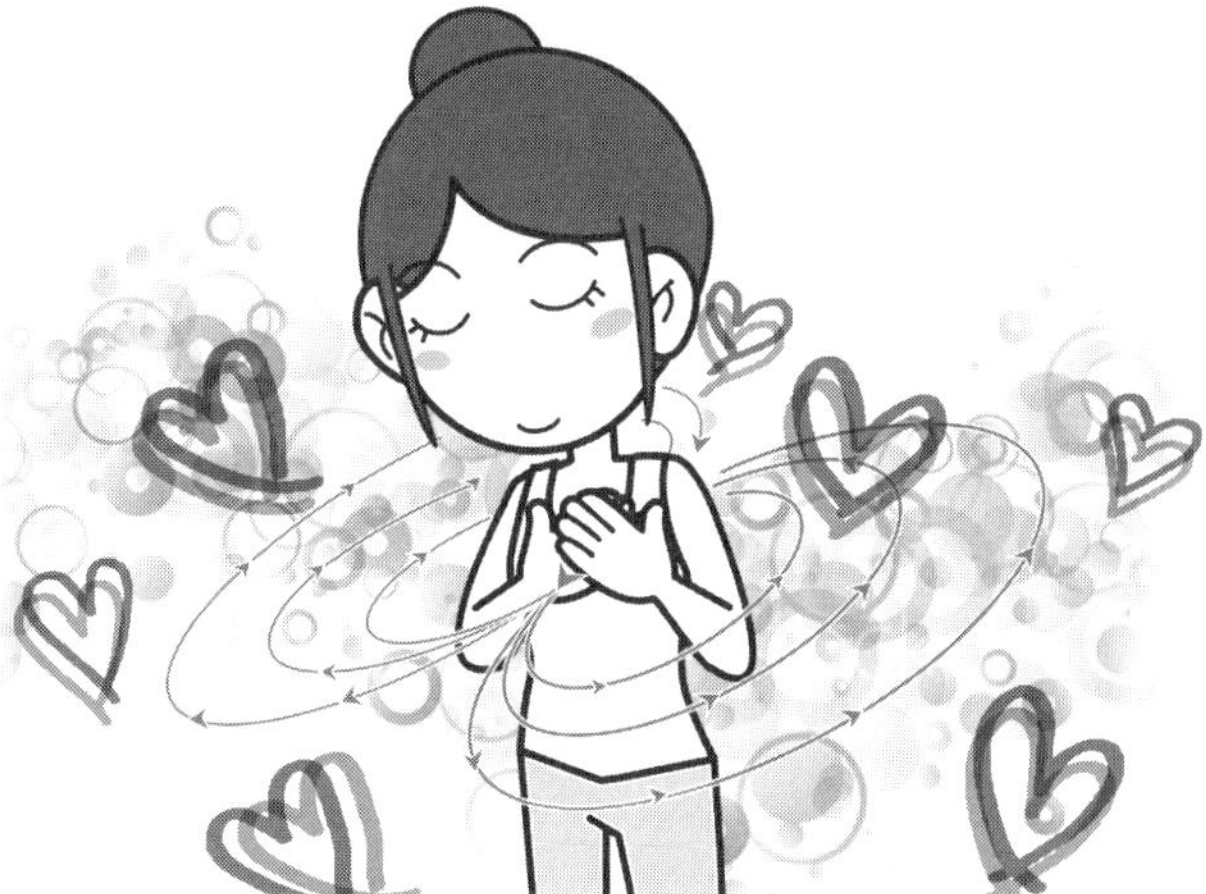

③その光が、胸に重ねた両手を通して、自分のハートにどんどん注ぎ込まれ、ハートがだんだんと光り輝いていきます。

④今度は、ハートから体全体に光のエネルギーが広がっていきます。さらに、体の中だけでなく、ハートから前方に放射され、自分のまわりを循環するように、ゆっくりと周囲に広がっていきます。

⑤光のエネルギーは、あらゆる人間関係やさまざまなものすべてを照らして、ハートチャクラの真裏にあたる背中側から、ふたたび体の中へ入ってきます。

⑥入ってきたエネルギーは、ハートのセンターの光を浴びてパワーを増幅させ、さらにまたハートから放射され、自分のまわりを循環するエネルギーの流れに合流していきます。無条件の愛のエネルギーが循環しながら、ますます光り輝き、パワーを強くしていくとイメージしましょう。

ハートのチャクラは、第1・第2・第3チャクラと、第5・第6・第7チャクラをつなぎ、エネルギーを循環させるチャクラともいわれています。**願望を実現するには、このハートチャクラの活性化が不可欠です。**

現実創造のエネルギーを生みだす「丹田イメージ呼吸法」

体力・決断力・行動力がアップする！

「腹を決める」「腹が据《す》わる」という言葉がありますね。気持ちが定まり、物事に動じなくなることです。そんな状態をつくるのが「丹田イメージ呼吸法」です。**この場合の丹田とはおヘソの下にある下丹田のことで、この部位から、あらゆる願望実現のカギを握る、現実創造のエネルギーが生まれます。**

いつでも、だれでもが、自信満々で現実の創造に取り組めるわけではありません。「これでうまくいくのかな？」「なんだか不安だな」と思うこともあるでしょう。そういうときは、ハートのエネルギーがブレやすくなります。

また、いつもフワフワとしたイメージは湧くけれど、なかなか行動に結びつかないという人もいるでしょう。

そんなときに必要なのが、下丹田を活性化して「腹を決める」「腹が据わる」という状態に自分を持っていくことです。下丹田が活性化すると、体力、決断力、行動力、活力、自信がアップします。

脳の3重構造でいうと、下丹田は脳幹と関係しています。脳幹が活性化してくると、生き生きとしたバイタリティにあふれ、若々しくなります。また、物事を思ったとおりに推し進める覚悟とパワーが湧いてきます。

下丹田は、いわば、現実的かつフィジカルな創造力の源です。この呼吸法を行い、積極的に強くしていきましょう。

①男性は左手を下、女性は右手を下にして両手を重ね、おヘソのあたりに置いてください。

②重ねた両手をお腹にゆっくりと押し込みながら、息を吐きます。体を30度くらい前に倒しながら、すべての息を吐ききりましょう。口から吐いてください。

③口から息を吐ききったら、今度は鼻から吸います。吸いながら、お腹に息をためるつもりで、お腹をぐっと前に出してください。イメージではなく、実際に前に出します。思いきり吸って、お腹がパンパンになったら息をとめます。

④息をとめた状態で、お腹に力を入れて、吸い込んだ空気を圧縮します。うまく

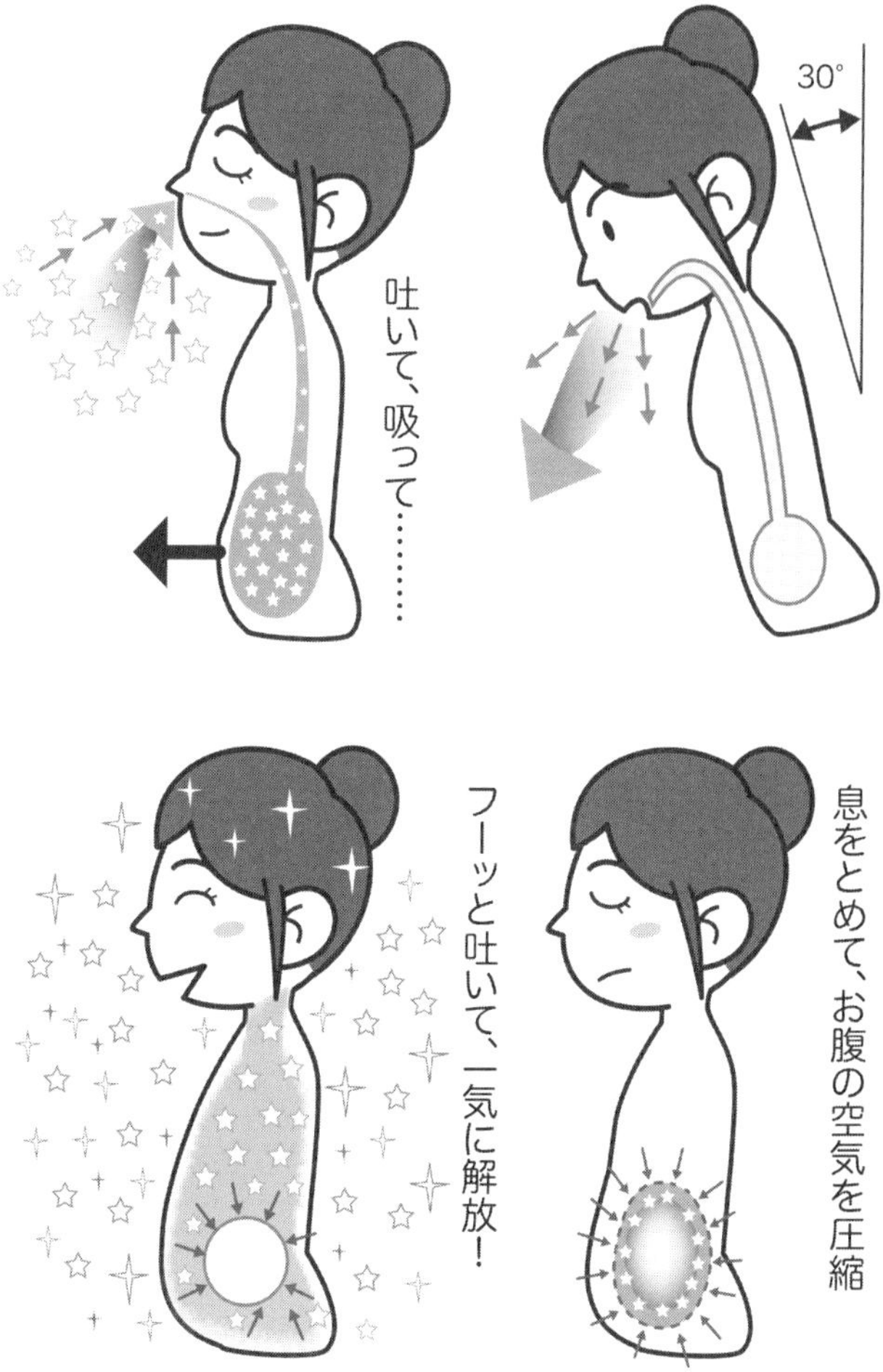
30°
吐いて、吸って……
息をとめて、お腹の空気を圧縮
フーッと吐いて、一気に解放！

いかない人は、両手をお腹に押し込んでみてください。そのときに、お腹の中のエネルギーがどんどん高まり、圧縮され、光を放ちはじめます。

⑤高圧縮されて光となったエネルギーをもうこれ以上は維持できないと感じたら、フーッと息を吐いてください。すると、さっきまでお腹の中にたまっていた光のエネルギーが、まるでさざ波のように、体のすみずみに広がっていきます。

これを3回ほどくり返すだけでも、お腹のあたりが温かくなり、体の中から元気になれます。疲れたときなどに実践してください。そうすると、ついさっきまで「ああ、もう疲れた、だるい、眠い」などと思っていたはずなのに、「よし、やろう！」という気力がよみがえってきます。強力なエネルギーがチャージされたような感じです。

かつて私は、頻繁に東京―大阪間をしばしば往き来していました。席も取らずギリギリで新幹線に飛び乗るので、込む時期には東京から大阪まで立ちっぱなしです。そんなときには通路に立ったまま、丹田イメージ呼吸法を行いました。すると、ほんの数分、行うだけで、エネルギーがぐんと回復して調子がよくなり、降りてすぐにセミナーをはじめても、まったく疲れませんでした。

朝1回行うと、丸1日もちます。できれば就寝前にも実践しましょう。気が充実した状態で入眠できますので、睡眠の質が向上し、疲れが取れます。

丹田イメージ呼吸法が脳波を変える

丹田イメージ呼吸法を行っているときは、10ヘルツ前後のミッドアルファ波が現れることが、脳波測定の実験によってわかっています。

ですから、**なんだかイライラする、不安だというときには、あれこれ考えるのをいったんやめて、ほんの数分だけでよいので、丹田イメージ呼吸法をやってみてください。**「吐く・吸う・とめる」を1セットとして、3セットくらい行えば、脳波がミッドアルファ波に整います。すると、素敵なインスピレーションが湧いてきますし、直感力や決断力も向上するはずです。ぜひマスターしていただきたい呼吸法です。

あらゆるものにトーラス状のエネルギー場がある

さて、いよいよ本格的なエネルギーワークに入っていきます。

まず知っていただきたいのは、すべての存在は**「トーラスエネルギーフィールド」**を備えているということです。これについて、手短に説明します。

「トーラス」とは、ドーナツのように真ん中に穴が空いた回転曲面のことです。円環面《えんかんめん》、輪環面《りんかんめん》ともいわれます。そして、大きいものでは銀河系から、小さいものでは素粒子まで、まさに万物が、このトーラス状のエネルギー場の中で活動しているといわれています。

私たち人間も、トーラス状のエネルギー場に包まれています。いえ、私たちひとりひとりの発信するエネルギーが、トーラス状の場をつくっているのです。これがトーラスエネルギーフィールドです。

トーラスエネルギーフィールドは、固定されたものではありません。川に流れ

さまざまなトーラスエネルギーフィールド

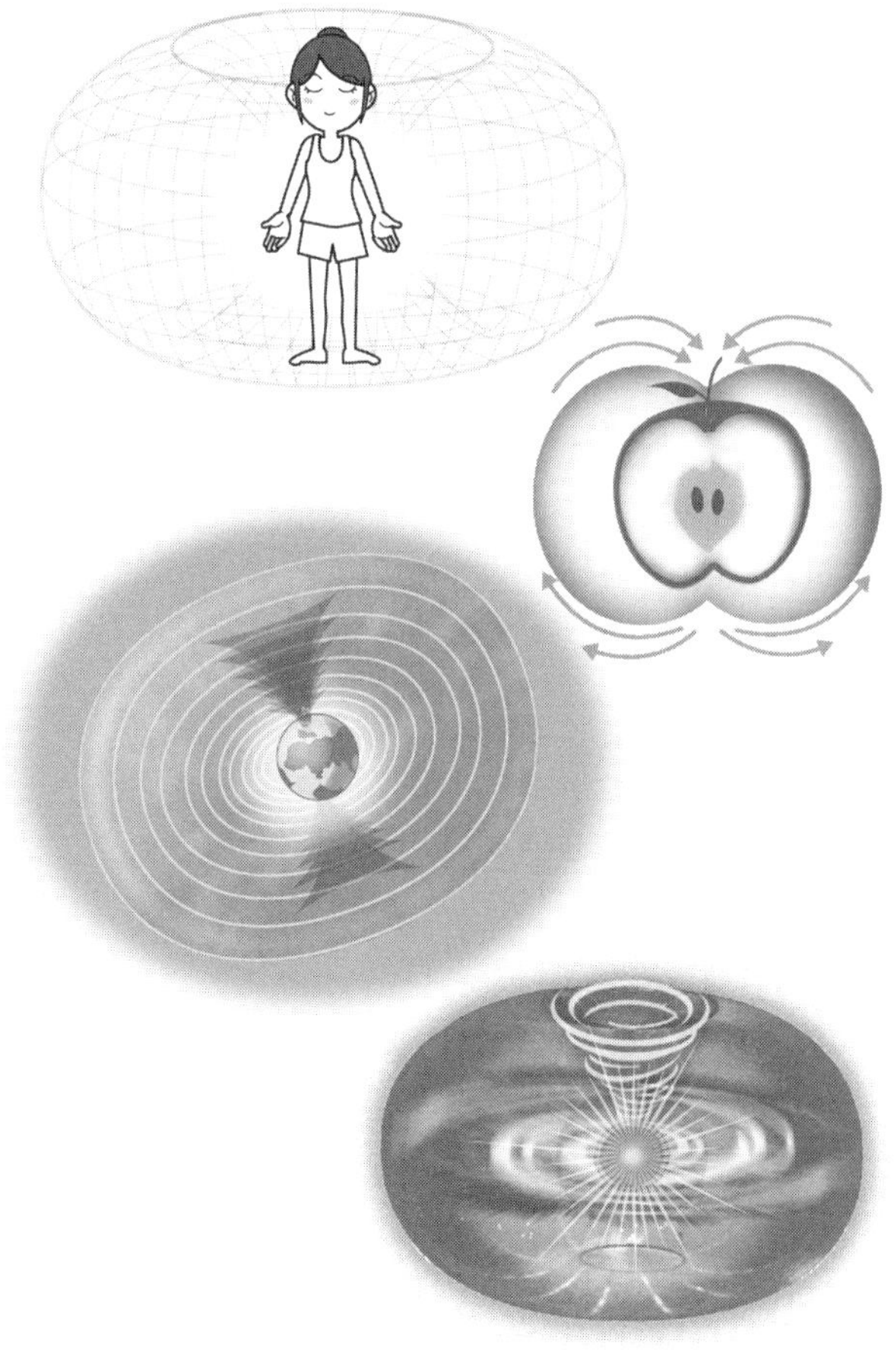

があるように、常にエネルギーが流れています。トーラスワークは、その流れにエネルギーを乗せて、循環させていくワークです。

また、トーラスエネルギーフィールドには、ふたつの流れがあります。ひとつは天から地へ、上から下へと向かう流れで、これを**「天の気のトーラス」**と呼んでいます。もうひとつは地から天へ、下から上へと向かう流れで、こちらは**「地の気のトーラス」**です。

天の気のトーラスは、宇宙のさまざまなエネルギーを自分にインストールするときに行います。そして地の気のトーラスは、地球の豊かなエネルギーを取り入れ、宇宙とつなぎ、循環させるときに行います。

3つの丹田・7つのチャクラ・脳の3重構造

トーラスワークの実践に先立ち、このワークに出てくる３つの丹田と７つのチャクラについて、簡単にご説明しておきます。３つの丹田、７つのチャクラ、脳の関連性をまとめた資料は下のＵＲＬかＱＲコードからダウンロードできます。

http://frstp.jp/zn10

脳の三重構造と三つの丹田と7つのチャクラ

「脳の三重構造」

「三つの丹田」

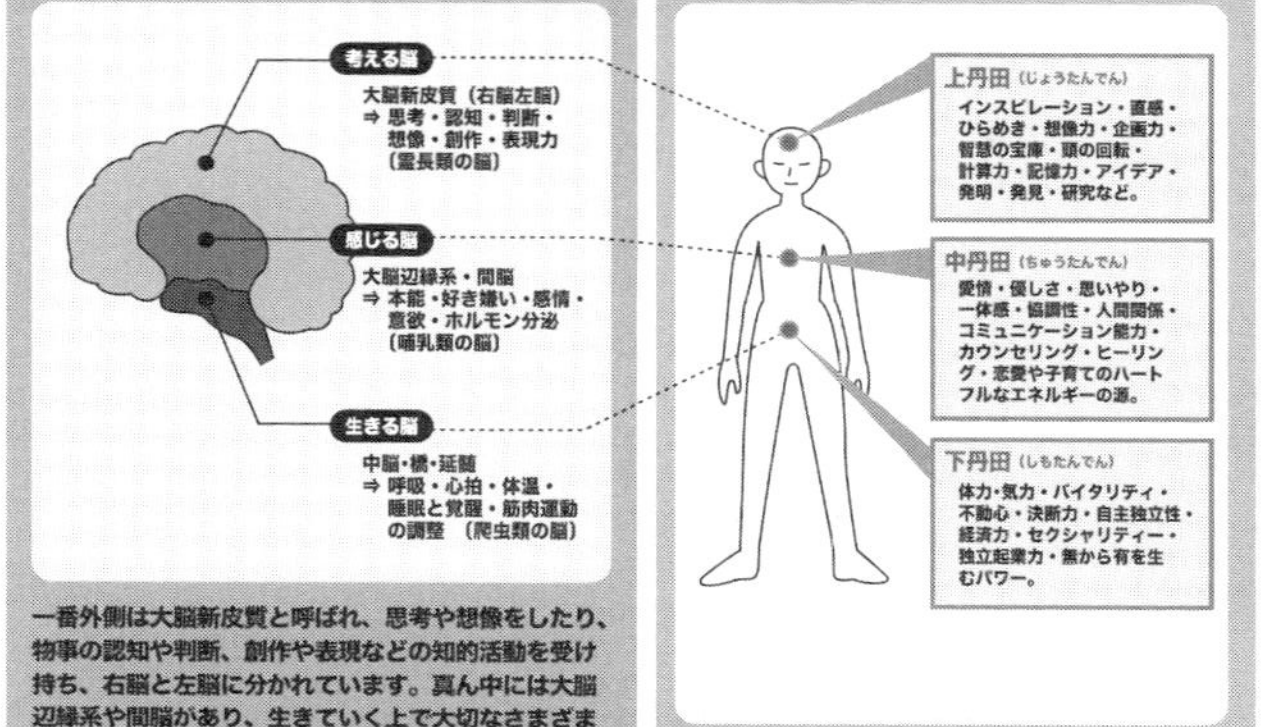

一番外側は大脳新皮質と呼ばれ、思考や想像をしたり、物事の認知や判断、創作や表現などの知的活動を受け持ち、右脳と左脳に分かれています。真ん中には大脳辺縁系や間脳があり、生きていく上で大切なさまざまなホルモンを分泌しています。本能的なことや好き嫌い、感情や意欲などをコントロールする脳です。一番内側には中脳や橋や延髄などで構成される脳幹があり、呼吸や心拍、発汗や各種の筋肉運動の調整などを担当しています。

一般的に言われる脳トレというのは、一番外側の考える脳の大脳新皮質のみを鍛えようとしています。しかし、本当に脳の無限の可能性を引きだすには、感じる脳や生きる脳もすべて含めた全脳的なトレーニングが必要になります。

五千年の歴史を持つ中国気功法では、人間の身体には丹田という三つのパワースポットがあるとされ、それぞれ上丹田・中丹田・下丹田と呼ばれています。一般的に言われるお臍の下の丹田は、下丹田のことを指し、中丹田は胸の中心にあり、上丹田は脳の中心部の間脳にあるとされています。この三つの丹田は、それぞれ個別の働きをもっており、活性化することでさまざまな能力が発揮されます。

「7つのチャクラ」

チャクラの位置と名称
色／引き出される働き

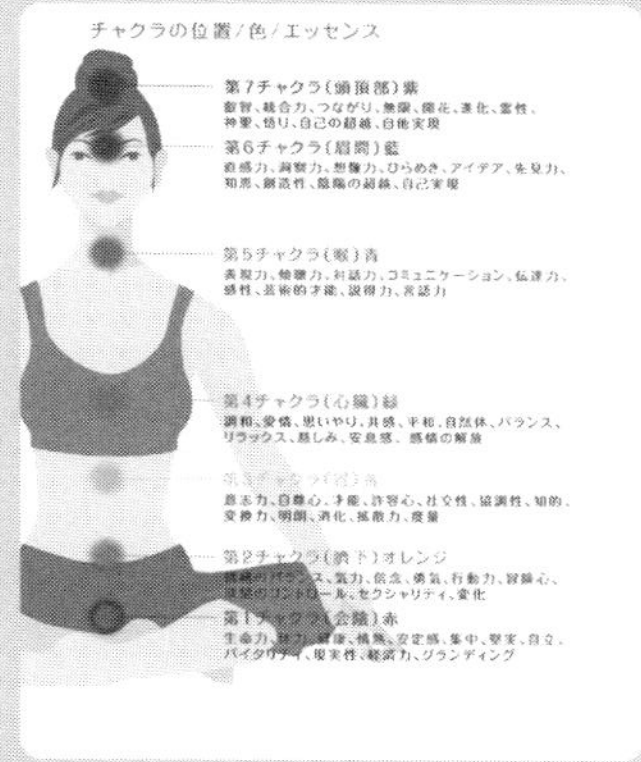

チャクラとは、インドの伝承医学アーユルヴェーダが伝える、人体の中心線上に7つある、あらゆる能力の発生源のことで、サンスクリット語で「光の輪」という意味です。各チャクラは、それぞれの名称と色と働きを持っており、それらを正しく活性化し統合していくことで、身体的にも精神的にも高いレベルでの能力を発揮することが可能となります。

出典：「イメージ気功」「倍音パワー活用法」「"倍音パワー"ビューティーエクササイズ」　山岡尚樹著（シンコーミュージック・エンターテイメント刊）

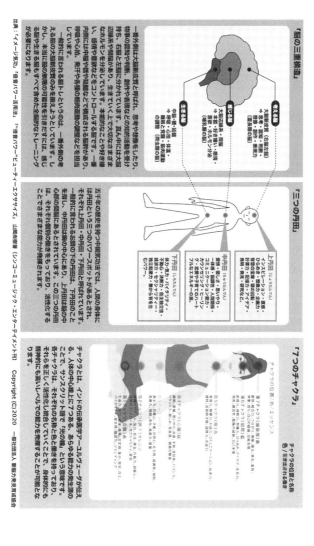

3つの丹田とは、上丹田、中丹田、下丹田をいいます。

●上丹田　額にあり、脳力、直感力、深い知恵、先見力、運、ツキ、潜在能力の開花をつかさどります。大脳新皮質（考える脳）にリンクしています。

●中丹田　胸にあり、愛情、一体感、人間関係、協調性、表現力、カウンセリング力をつかさどります。大脳辺縁系・間脳（感じる脳）にリンクしています。

●下丹田　下腹部にあり、体力、気力、情緒の安定、決断力、経済力、独立性、バイタリティ、セクシャリティをつかさどります。脳幹（生きる脳）にリンクしています。一般の記事などで「丹田」というときは、この下丹田を指すことが多いようです。

7つのチャクラについては、ご存じの方が多いことでしょう。一応、ざっとご紹介しておきます。

●第1チャクラ　会陰付近にあり、生命力、体力、情熱、安定感、集中力、堅実さ、自立、現実性、経済力、グラウンディングなどをつかさどります。

●第2チャクラ　おヘソの下あたりにあり、情緒のバランス、気力、信念、勇気、行動力、冒険心、欲望の制御、セクシャリティなどをつかさどります。

●第3チャクラ　お腹の中心にあり、意志力、自尊心、才能、許容力、社交性、協調性、知性、変換力、明朗さ、拡散力などをつかさどります。

●第4チャクラ　心臓のあたりにあり、調和、愛情、思いやり、共感、平和、バランス、リラックス、慈しみ、感情の解放などをつかさどります。

●第5チャクラ　喉にあり、表現力、傾聴力、対話力、説得力、言語能力、コミュニケーション、芸術的才能などをつかさどります。

●第6チャクラ　眉間にあり、直感力、洞察力、想像力、ひらめき、先見力、知恵、創造性、自己実現などをつかさどります。

●第7チャクラ　頭頂にあり、叡知、統合力、進化、冷静、悟り、霊性、聖性、自己の超越、自他実現などをつかさどります。

「天の気のトーラス」で宇宙エネルギーをインストール

では、天の気のトーラスワークの手順をお伝えしていきます。このワークはおもに、**自分に必要なエネルギーをインストールする**ときに行います。

①どんなエネルギーをインストールするかを決めます。ここでは、「今日一日を理想的に過ごすエネルギー」としてみましょう。もちろん、「この1週間」でも「この1か月」でもかまいません。

②「今日一日を理想的に過ごす自分」をイメージします。どんな表情で、だれと会い、どんな結果を得ているでしょうか。その場面をリアルにイメージしてください。映像、感情、体感の3つをフルに使ってイメージしましょう。

③イメージできたら、そのままの状態で気のボールをつくります（157ページ）。理想の一日のエネルギーを全身で味わいながら、気のボールに凝縮していくのがコツです。ここから先はリラックスして、肩の力を抜いて行いましょう。

④できあがった気のボールをゆっくりと頭上に持っていき、上から下へと自分にインストールします。足もとに到達したエネルギーは大地に深く染みわたり、トーラス状の気流に乗って今度は上昇し、ふたたび頭上から体の中へ入っていきます。その流れが循環するとイメージしましょう。また、イメージするだけ

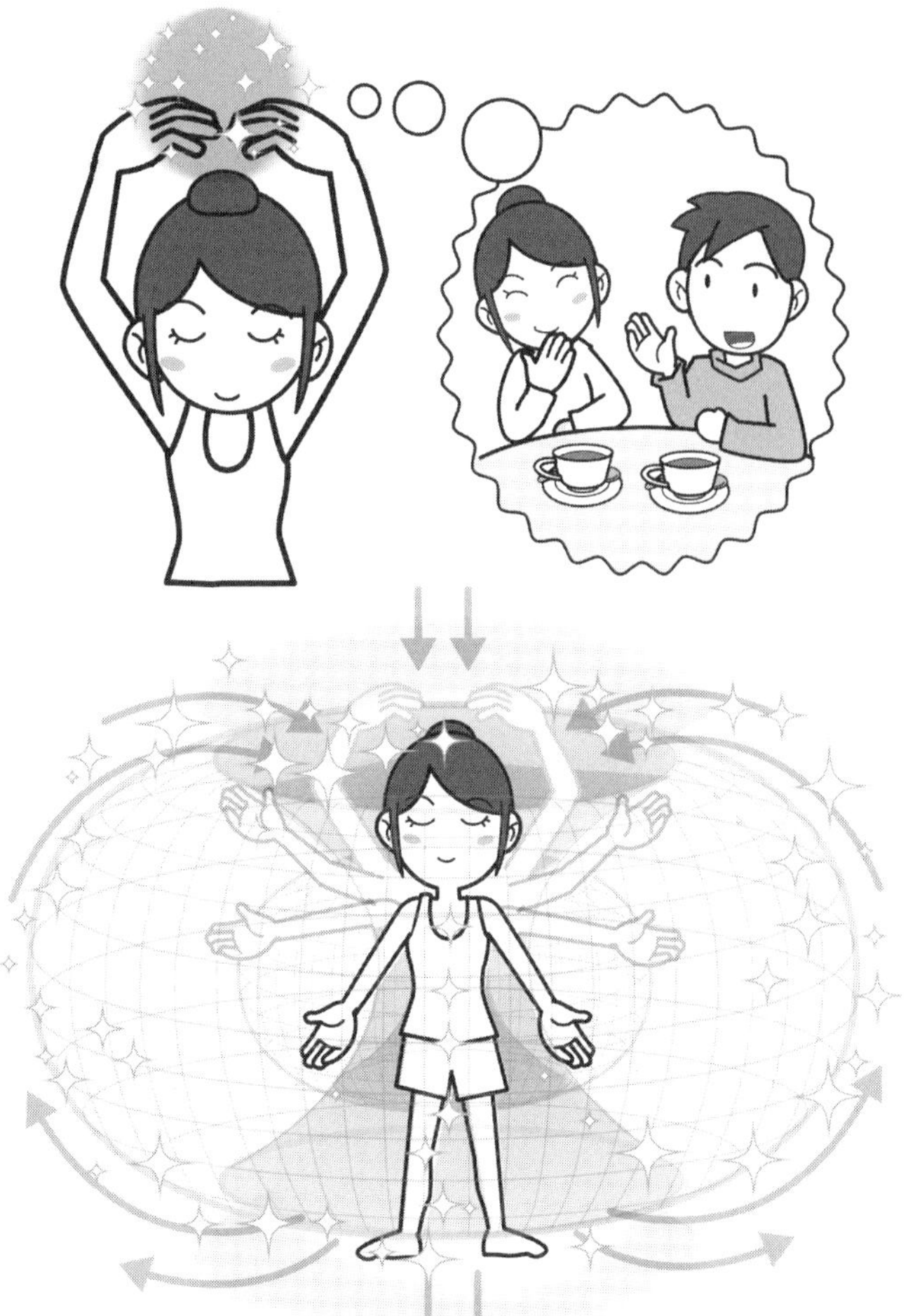

ではなく、両手を実際に動かして気のボールを頭上まで持ちあげ、それをインストールするつもりで、上から下へと両手を動かします。

上から下へと流れるエネルギーは、最初は上丹田、次に中丹田、最後は下丹田に到達し、それぞれの丹田を輝かせ、開花させます。パッパッパッと、上から順に、3つの丹田に光がともり、花開くのをイメージしてください。

丹田よりチャクラのほうに親しみがある人は、7つのチャクラに光がともる様子をイメージしましょう。頭頂からはじまり、眉間、喉、胸と、上のチャクラから順に光がともり、開いていきます。

丹田でもチャクラでも、自分の両手を下ろしていくときに、その高さにある丹田またはチャクラが輝くとイメージすると、実感が得やすくなります。

同時に、自分を取り巻くエネルギーフィールドが、どんどん書きかえられているとイメージしてください。**その新しいイメージとエネルギーが、あなたの潜在意識を書きかえ、それによって現実が変わりはじめます。**

「地の気のトーラス」で地球のエネルギーを取り入れる

つづいて、地の気のトーラスワークです。**このワークでは、地球の豊かな現実創造のエネルギーを取り入れ、体内を上昇させていき、頭のてっぺんから宇宙まで打ちあげて循環させます。**天の気のトーラスワークと対になるワークなので、一緒に行ってください。天と地のエネルギーが自分を通してつながるので、相乗的に効果が高まります。

①リラックスして、肩の力を抜きます。

②両足から、生命力に満ちた地球のエネルギーを吸いあげましょう。同時に、足もとからエネルギーを両手ですくいあげていきます。

③足裏から膝、太もも、会陰、腰、背骨を昇っていきながら、3つの丹田が下から順に、ピカピカと輝いていく様子をイメージしましょう。丹田がイメージしにくい人は、7つのチャクラが下から順に輝く様子を思い描いてください。

このとき、地球の中心から昇ってきた虹色に輝く龍（ドラゴンエネルギー）が、丹田またはチャクラを刺激しながら、頭頂を目指して螺旋状に上昇していくとイメージすると効果的です。

④頭頂に到達した虹色の龍は、その瞬間、鳳凰（フェニックスエネルギー）に変化し、大きな翼を広げて宇宙へ飛びたちます。広げた翼から、虹色に輝くトーラスエネルギーが降り注ぎ、ふたたび地球に吸収されていきます。

⑤もう一度、両足から地球のエネルギーを吸いあげ、両手で足もとからエネルギーをすくいあげ、体内を上昇させて、頭頂から宇宙へ打ちあげましょう。これを何度かくり返します。

宇宙と自分と地球をつなぐ「宇宙自分軸」ができる

天の気と地の気、ふたつのトーラスワークを実践することで、あなたのトーラスエネルギーフィールドはとてもパワフルなものになり、そこに書き込まれた願望の実現を加速していきます。脳と心と体を結んだ状態で発信しているトーラスエネルギーが、宇宙と地球にもつながっていることを感じてください。このエネルギーフィールドの中心軸を**「宇宙自分軸」**と呼んでいます。

これらふたつのトーラスワークをぜひ日課にして、楽しみながらつづけてください。願望実現のスピードが速くなっていきますし、体力がアップし、体内に入り込んだ邪気の浄化もできます。

パラレルワールドのエネルギーをインストールする

第４章で、望むパラレルワールドを明確にするために「シンボルイメージシート」を作成しましたね（１３９ページ）。

ここでは、シンボルイメージシートを使ってパラレルワールドにアクセスし、そのエネルギーを気のボールにして、自分にインストールしてみましょう。

①シンボルイメージシートに記入した、本当に望むパラレルワールドでの体験を見直しながら、イメージの中でパラレルワールドにアクセスします。

②パラレルワールドをたっぷりと味わい、「よし。私はすでにそうなっている。ハッピー、最高！」と思えたら、大きく深呼吸しながらゆっくりと手を合わせ、体全体にパラレルワールドのエネルギーがめぐっていることを確認します。

③両手をこすりあわせましょう。こすりあわせることで、パラレルワールドのエネルギーがだんだんと増幅していきます。

④両手を少し離して、気を練ります。両手の間にあるのは、パラレルワールドのエネルギーです。練りつづけると、さらにエネルギーが増幅し、光を放ちはじめます。その光で、気のボールをつくります。

⑤光り輝く気のボールを頭上に持っていき、ゆっくりとインストールします。頭頂からエネルギーが入り込み、脳内の感情や思考のパターンが、パラレルワールドの光のエネルギーで書きかえられていくとイメージしましょう。

⑥脳から喉へ、さらにハートへ、体全体へと広がり、**そこにあった古い潜在意識プログラムや古い観念を光のエネルギーで書きかえていきます。**

そのときは、「今までありがとう」という感謝の気持ちで、これまであなたを動かしてきたプログラムやエネルギーを書きかえてください。すると、スムーズに書きかえることができます。

⑦頭頂から入り込み、足もとに到達した光のエネルギーは、トーラス状の流れにのって今度は上昇し、頭頂に到達すると、ふたたび体の中に入り込んで足もとへと流れていきます。こうして何層もの光のエネルギーフィールド、パラレルワールドのエネルギーフィールドが、あなたのまわりにできていきます。

⑧そっとハートに両手を添えて、光のエネルギーを注ぎましょう。すると、ハートが新しいものへと変わっていきます。最後に両手をスルスルと丹田へ移動し、ギュッと押し込んだまま、両手を左に3回、右に3回まわして、エネルギーをしっかりと体に定着させましょう。

あなたの潜在意識は、このワークによって書きかえられます。やがて、あなたのまわりの現実が、新しいエネルギーと周波数を持ったあなたに共振共鳴して、変化していきます。**「こうしたい」と思うと、それを後押しするような出会いに恵まれ、出来事が起こりはじめるでしょう。**それを「よしっ！」と思えば思うほど、幸運が連鎖していきます。

パラレルワールドのあなたから、「今はこうしたほうがいい」「チャンスだ！」「それはやめておこう」と、いろいろなサインが送られてきます。そのようなサインはハートがキャッチしてくれますので、ハートの声に従ってアクションを起こしてください。合い言葉は、**「直感きたら即行動」です。**

身のまわりの小さな物事も、サインだったりします。「どうしよう」と迷っているときに、ふと一枚の写真が目にとまった。美しい夕焼けを見た。隣にいた人の会話のなかに気になる言葉があった。それらはすべてサインであり、パラレルワールドからの応援です。

宇宙は意識でできています。あなた自身の宇宙が、あなたの変化をバックアップしてくれます。自信を持って行動してください。そうすれば、今までになかったスピードとスケールで、あなたの現実が変わりはじめます。

このワークを継続的に行ってください。そうするうちに、本当に自分の望むパラレルワールドがいっそうはっきりと見え、感じられるようになります。心から望むパラレルワールドを鮮明にイメージできた瞬間は、なんともいえないほど感動的です。あなたの現実は、そこに向けて加速的に変化していくでしょう。

「美容・健康」についての体験談

エネルギーが入ってきました！

体調が悪い日に、浄化と昇華、光のワークをイメージの中でやってみたところ、体全身に圧のようなものを感じ、エネルギーが入ってくるのがわかりました。面白い感覚なので、しばらく味わっているうちに具合がよくなり、食欲も湧いてきました。この間7〜8分くらいでした。エネルギーというものを本当に体感できるんだ、と思いました。（R・Nさん／女性）

疲れ目にチューナーが効きます

ワークを実践するようになってから、すぐ眠りに落ちます。睡眠が深くなりました。また、飲酒の習慣がほぼなくなりました。終日パソコンを見ているので、目がとても疲れるのですが、チューナーを鳴らして当てると、ものすごく楽になります。ゴッズハンズをしたあとに、指先を閉じた目にかざすと、まぶたに浮かんだゴミがきれいになくなります。（M・Nさん／男性）

痛めた膝がいつもより早く回復

春になると、趣味で自転車に乗るのですが、今年もまた膝を痛めてしまいました。自力でなんとかしようと思い、痛みが治っている未来の自分とつながり、光のシャワーをやった結果、いつもは2〜3週間かかっていたところ、3日で痛みが引きました。このような経験は今までなかったし、「継続して学ぶべき！」という直感がきているので、引きつづき、全脳活性メソッドを学ばせていただこうと思います。（H・Nさん／男性）

夫婦ともども体質改善！

風邪をひきやすい体質が改善されました。自分だけでなく、妻の心身が大きく改善されました。（H・Yさん／男性）

実家の父が快方に向かいました

離れた実家の父が緊急入院した際、よくなるイメージ

をしたら、快癒しました。（K・Sさん／女性）

息子が手術をまぬかれました

回復が早くなり、バイタリティが上がりました。先日は息子が腕を骨折し、最低でも4週間はギプスで固定しなければならないという診断。かなりの痛みもあり、経過しだいではオペも視野に入れるといわれていましたが、ワークを3週間つづけたら、ギプスが取れました！しっかり骨もくっつき、リハビリがスタートしました。（Y・Kさん／女性）

股関節の痛みがなくなりました

数年前から股関節に痛みがありました。トーラスと光のシャワーを毎日していたところ、痛みが完全になくなりました。今では長時間歩けるし、運動もできるので、外出が楽しいです。（K・Kさん／女性）

持病を忘れるくらい元気です！

持病の検査を受けると、数値が引っかかることはありますが、そのことを忘れられるくらい、毎日元気に過ごせています。この奇跡に感謝しております。（M・Kさん／女性）

3か月で8キロ減量できました

出産前の服を着られるようになりたいという願いを持ってワークを行ったところ、3か月で8キロ、ここ一か月では5キロ痩せ、細い服が着られるようになりました。ストレスから食べてしまうことや、甘い物や揚げ物を食べたいという気持ちがなくなり、自然と健康的な食事をするようになりました。（Y・Kさん／女性）

愛犬の体調がよくなりました

愛犬が不整脈で、夏はヘタることが多かったのですが、日々、体調改善を宇宙にリクエストし、光を送っていたら、暑い日でも、少し休むくらいで元気になれています。（A・Sさん／女性）

高血圧だったのが普通の血圧に

高血圧でしたが、毎日トーラスワークをつづけていたら、普通の血圧になりました。（R・Kさん／女性）

第6章

「究極のワーク」と目的別の「実用ワーク」

高次元のエネルギーとつながる究極のワーク「ゴッズハンズ」

人間や地球を超えたエネルギーに触れてみる

この章では、宇宙のはるか彼方にある根源的なエネルギーにつながり、そのエネルギーによって現実を変えていく、究極のワークを行います。

第1章からはじめて、少しずつ気の世界、エネルギーの世界に親しんでから究極のワークに取りかかればスムーズだと思いますが、いきなりこの章からはじめていただいてもかまいません。神々のエネルギーにアクセスするなど、少々ぶっ飛んだ内容ですから、楽しみながら取り組んでみてください。

私たちはこの地球で、日常生活を営んでいます。そこにはさまざまな制限やしがらみもあれば、潜在意識の中にある古い観念に縛られた自分もいます。

そういうものを何とか手放したくて、本書のワークを試してはみたものの、パラレルワールドにワープしようとしてもすんなりと行けないとか、ちょっとのぞいて「その気」にはなったものの、結局、いつもの自分に戻ってしまうという人も、なかにはいらっしゃることでしょう。

そういうときには、まったく異なるアプローチをしてみると、意外に突破口が開けるものです。たとえばこのワークで紹介するように、高次元のエネルギー、宇宙の根源のエネルギーにアクセスしてみることも有効です。

ふだんの私たちの意識は、この肉体という小さな器に入っていますが、そこを飛びだし、地球、宇宙、さらにその先へと意識を広げていくと、高い視点から今の状況を眺めることができます。すると、この自分、この私が、なぜここに生まれてきたのか、本当にやりたいことは何なのかということが、直感的に理解できるようになっていきます。「ああ、これだ！」というスッキリ感や、すべてが統合されるような感覚が得られることでしょう。

そうした感覚をまずは自分の体でしっかりと味わってください。また、そのときの自分から生まれる**高次元の気のエネルギーは非常に強力で、さまざまなワークに応用できます。**

両手を天高く伸ばして神々の世界へ！

では今から、高次元のエネルギーとつながる究極のワーク「ゴッズハンズ」を行います。誘導にしたがって実際に両手を動かしてもいいし、イメージの中で動かしてもかまいません。

誘導文は左のとおりです。読みながらイメージをふくらませてもけっこうですし、音声については、下のＵＲＬかＱＲコードからアクセスできます。

まずは両手を胸の前で合わせましょう。しっかりと合わせることで、体の中を流れる陰陽のエネルギーが和合します。

そこからゆっくりと手を開き、上へ、上へと上げていきましょう。

ぐっと手を伸ばします。上へ、上へと手が上がっていきます。

これ以上、上には伸びないと思うところまでいきましたか？

そこから、イメージの中で、両手がさらに上へと伸びていきます。

http://frstp.jp/zn11

天井を突き破り、建物を突き抜け、イメージの両手が大空へと伸びていきます。

心地よい爽快感があります。

ぐんぐん手が伸びていく、その感覚を味わってみましょう。

空高く伸びていった手は、さらに上空へと伸び、雲を突き抜け、その先へ伸びていきます。

大気圏を越え、地球のフィールドも越えて、さらに手が伸びていきます。

太陽系を越え、銀河系を越え、宇宙の果てまで伸びていきます。

さらには、物理次元の宇宙を越えて、5次元宇宙へと手が伸びていきます。

とても心地よいです。

5次元宇宙は、時間を超えています。空間を超えています。その領域に、今あなたの手が到達しました。

5次元のあなたの手は、さらにぐんぐん伸びて、6次元へと入っていきます。

自他の区別がなくすべてが融合する宇宙です。

さらにその先、7次元へ入っていくと、光のエネルギーがあなたの手と一体化します。いわゆる神々の手と同じように、あらゆることがつくりだせる働きとエネルギーを持った手です。

さらに8次元、9次元、10次元へと伸びていき、はるかその先の、宇宙の根源の領域まで到達しました。

そこは、あらゆる量子を生みだすゼロポイントフィールドです。

神々の世界でいうと、宇宙創造神の領域です。今あなたの手は、神の手としてそこに存在します。そこに輝く根源の光と一体になっています。

では、そこからゆっくりと次元を降下していきましょう。

はるかかなたの神々の世界から、10次元、9次元、8次元、さまざまな神々がいる7次元、さらに6次元、そして時空間のない5次元へと降りてきました。

そこから今のあなたがいる物理次元へと、ちょうど胸の前あたりに両手が降りてきました。

今あなたの手は、神のエネルギーを発信できる手です。

その両手を胸の前で合わせ、気のボールをつくってみましょう。これまでとは違う、高次元のエネルギーをしっかりと感じてみてください。

今度は両手を外側に向けて、自分の体のまわりに両手から高次元エネルギーが広がっているところをイメージしましょう。

あなたのまわりがどんどん高次元のエネルギーで満たされていきます。とても心地よく安心した空間になります。

次は、両手を自分に向け、左右の脳に近づけてください。頭のすぐ近くで両手を少し動かしながら、脳の中心へと高次元エネルギーを送り込みます。

すると、左右の脳が統合されます。精神世界の右脳と、物理世界の左脳が、ひとつに和合します。

次に両手を前と後ろにもってきて、今度は時間を統合しましょう。

前からは未来のエネルギーが、後ろからは過去のエネルギーが流れてきて、脳の中心に注がれていきます。

脳の中心で過去と未来のエネルギーが統合され、「今ここ」のエネルギーが現れてきます。松果体が、そのエネルギーを受けて光り輝いているところをイメージしましょう。

今度は両手を頭全体にかざし、いろいろな方向から高次元エネルギーを送ってください。あなたの脳の各部がエネルギーを受けてどんどん活性化します。

では、その手を体に下ろしてきて、胸や肩、肺、お腹、背中、腰、お尻、足、全身に光を送ってください。

動かしているのは物理的な手ですが、あなたのまわりには無数の神の手が現れてきます。これがゴッズハンズです。

体全体が、高次元のエネルギーで満たされたら、ゆっくりと胸の前でもう一度手を合わせてください。

心の中でこうつぶやきます。

すべての時空にありがとう。

すべての出会いにありがとう。

すべての出来事にありがとう。

すべての私にありがとう。

今のあなたは、ゴッズハンズによって、その身も心も脳も、すべてが高次元のエネルギーで満たされています。この感覚をしっかりと感じながら、一歩、そしてまた一歩、踏みだしてみましょう。

いかがでしょう。宇宙の根源のエネルギー、高次元のエネルギーを両手と脳と全身で感じられましたか？

この世界は、エネルギーに満ちています。たとえば、生命エネルギー、パワースポットのエネルギー、天体のエネルギー、御神気など。こうしたエネルギーをしっかりと感じ取り、上手に活用できるようになったら、間違いなく人生は好転していきます。

さまざまな実用ワーク

エネルギーには右回りと左回りがある

ここから先は、エネルギーを扱うときに役立つ知識や、エネルギーワークを行うときに便利なツールをお伝えしていきます。

ゴッズハンズのワークを終えたあとは、あなた自身のエネルギーが非常に高まっていますから、その状態で、いろいろなことを試してみてください。この章の前にご紹介したいろいろなワークを改めて実践してみるのもよいと思います。

まずは、エネルギーの動きと働きについてお話しします。

この宇宙を形成する基本エネルギーは、螺旋状に流れています。素粒子レベルのミクロの世界から、DNAの2重螺旋構造、洗面台に水をためて栓を抜いたときの水流、鳴門の渦潮、台風や竜巻、地球や太陽系や銀河系の運行まで、すべてが螺旋を描きながら動いています。

その螺旋運動には、右回り（時計回り）と左回り（反時計回り）があります。

右回りは、ネジを締めるときの向きでもあります。作用は、前進する、放出する、与える、注入する、促進するなどです。陰陽でいうと陽のエネルギーです。

左回りは、ネジを緩めるときの向きです。作用は、緩める、緩和する、吸収する、受ける、抑制するなどです。こちらは陰のエネルギーです。

この右回りと左回り、陰陽ふたつのエネルギーをこれまでのワークに応用することができます。

ゴッズハンズに関連づけていうなら、手を伸ばして高次元のエネルギーにアクセスしたときに、自分から見て左回りの螺旋を描けば、エネルギーを自分の手や体に吸収することができます。そして、吸収したエネルギーを外部に放出したいときは、手で右回りの螺旋を描けばよいのです。

この方法は、ふだんの生活の中でも手軽に使えます。たとえば、遠くのほうに見事な大樹があって、そのエネルギーを少し分けてもらおうと思ったら、大樹のほうに手を向けて左回りの螺旋を描くと、吸収することができます。

自分自身の体を旋回させるというやり方もあります。高次元のエネルギーの助けを借りて、体にたまった邪気を抜きたいときは、上から見て左回りに自分自身が回転します。このとき、邪気が抜けていく様子をしっかりとイメージしましょう。すっきりしたところで新しいエネルギーを取り入れるときは、上から見て右回りに旋回します。これでエネルギーがチャージされます。

そんなふうに、いろいろな場面で応用してみてください。

目的別のエネルギーツールとイメージ

ゴッズハンズのワークをしたあとで気のボールを練り、そこからさまざまなツールをつくると、かなり強力なエネルギーツールが生みだせます。また、イメージの力もアップしていますので、いろいろなことに応用してみましょう。

もちろん、ゴッズハンズをする・しないにかかわらず、こうしたツールをつくることや、イメージを活用することができます。ふだんから練習しておくと、いざという場面ですぐに使えるエネルギーツールやイメージが頼りになります。

●余計な思いをキャンセルする

恐れ、迷い、過ぎた出来事への後悔、未来への不安などが頭の中に湧いてきてしようがないときは、この方法でいったんきれいに追いだします。

5本の指先から、ある程度の長さがある光のエネルギーが出ているとイメージし、頭の中に向けて大きくゆっくりと払うような仕草をしましょう。同時に、「キャンセル、キャンセル」と唱えます。気分がスッキリして、「今ここ」に集中できるようになります。

●悪縁を断ち切る

ズルズルとつづく悪縁を断ち切りたいときにも、イメージとエネルギーを使う

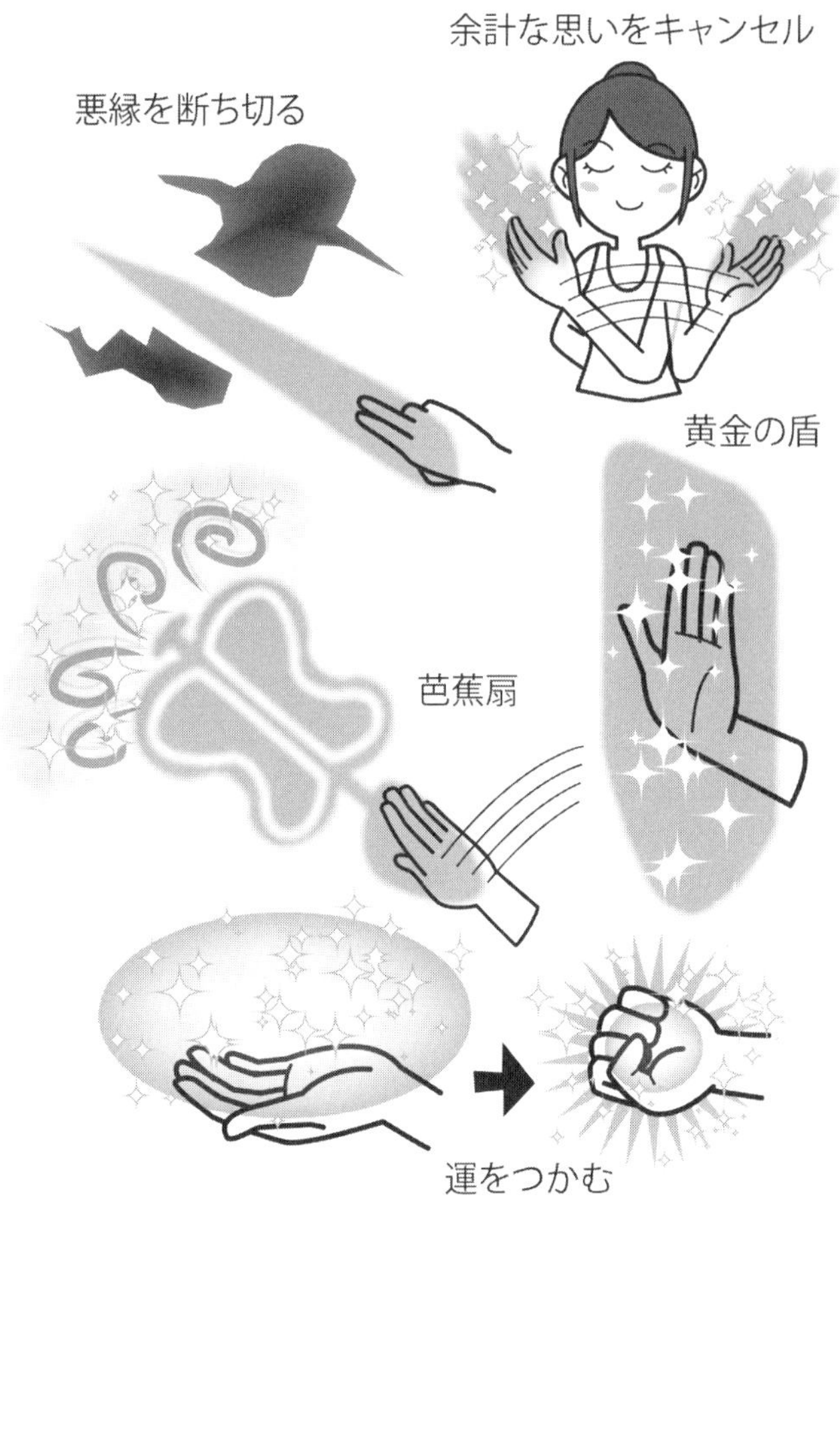
余計な思いをキャンセル
悪縁を断ち切る
黄金の盾
芭蕉扇
運をつかむ

ことができます。切りたい状況や関係をイメージして、それをスパッと気の剣で切るのです。その際は、利き足をダンッと踏み込みながら、切るべきネガティブなエネルギーを気の剣でシュッとなぎ払う動作もつけてください。スッキリするまで何度もやりましょう。

ただ、悪縁を断ち切る場合、相手を切るとイメージしてはいけません。そういう人たちをいつも引き寄せてしまう、潜在意識のプログラムを断ち切るのです。

●自分の身を守る「黄金の盾」

余計なものをシャットアウトして、ひとつのことに集中したいときや、ネガティブなエネルギー、誹謗中傷、よからぬ誘惑などから身を守りたいときは、イメージとエネルギーで黄金に輝く盾をつくりましょう。「完全に守られている」という強い気持ちでつくることがポイントです。

●邪気を一掃する「芭蕉扇」

ここでいう芭蕉扇とは、『西遊記』に出てくる魔法の扇です。たったひと振りで孫悟空を遠くへ吹き飛ばすほどのパワーがあります。この扇状のエネルギーツールで、その場の空気をブンッとあおぐと、停滞していた空気や雰囲気が一気に浄化され、スッキリします。

●運をつかみ、引き寄せる

あなた自身の手で運をつかみましょう。

こうしたいと望む状況をイメージし、利き手を上に向けて広げます。その手を目がけて、あなたに必要なすべての運や出会いなどが、宇宙のあらゆるところから集まってくるとイメージしましょう。そのなかからすばらしいものだけを凝縮して、凝縮して……、ギュッとつかみます。

ポイントは、「必要なエネルギー、全部こい！」と強くイメージし、実際にギュッとつかんで引き寄せる動作をパワフルに行うことです。

仲間とともに運をつかみたい場合は、全員で行うと効き目がグンと高まります。

●メビウスワークを改めて行う

124ページでご紹介したメビウスワークについては、「8の字状にエネルギーを回そうとしてもうまくいきません」という相談をよく受けます。回そうとしても回らない、違和感や不快感がある、といった内容です。

そのときはまず、「ゴッズハンズ」のワークをして、高次元のエネルギーとつながってから、メビウス状のエネルギーが光り輝くとイメージする「光のメビウスワーク」を行うと、それまでとは桁違いの効果が得られます。

つづけているうちに違和感や不快感がなくなっていき、エネルギーのめぐりがよくなり、感情や状況がどんどん変わりはじめます。

エネルギーを自分や物に封入して保存する

高次元のエネルギーや、お気に入りのパワースポットのエネルギーなどを、イメージでつくったシンボルに保存して、いつでも取りだすことができます。

①エネルギーを封入するシンボルと設置する部位をイメージします。次のような組みあわせがおすすめです。

・脳の中心に、高速回転するスターテトラヒドロン（こんぺいとうのような星形の立体）を設置する。さまざまなパラレルワールドとつながり、直感やメッセージを受け取りやすくなります（参考文献：『あなたの中にある13チャクラで

スターテトラヒドロン
(星形二重正四面体)
丹田
(金龍)
オクタヒドロン
(正八面体)

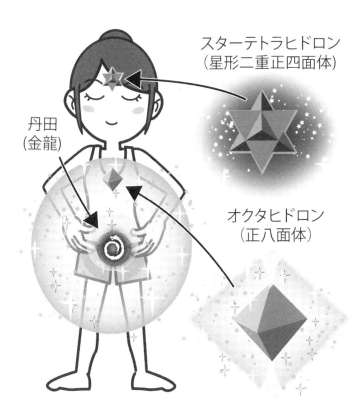

幸運を呼び込むCDブック』和泉貴子著／エー・アール・シー株式会社)。
・ハートの中心に、高速回転するオクタヒドロン（正八面体）を設置する。トーラスエネルギーフィールドの芯となる「宇宙自分軸」のコアになります。
・下丹田そのものに、黄金の龍をイメージしてエネルギーを蓄える。現実創造のためのパワフルなエネルギー源となります。
②高次元のエネルギー（パラレルワールドやパワースポットのエネルギーでもよい）につながったら、その状態で気のボールをつくり、①のシンボルをイメージしながら各部位に両手を添えてエネルギーを封入します。これで保存されます。
③取りだして使いたいと思ったら、エネルギーを封入したシンボルに意識を向け、そこから光が広がって出てくるとイメージするだけで取りだせます。
この方法は、物にも応用できます。たとえば、お気に入りのパワーストーン、ブレスレットなどのアクセサリー、手帳など。やり方は同じで、対象となる物にエネルギーを封入するとイメージし、上に手をかざし、右回りの螺旋を描きながら封入するとよいでしょう。また、神聖幾何学図形のシールなどにエネルギーを封入して、スマホや財布に貼っておくのもおすすめです。

意外に簡単！「遠隔送信エネルギーワーク」

送るエネルギーを意図してポーンと飛ばす

私は今までエジプトをはじめ、国内外のパワースポットから1万人以上の方に遠隔でエネルギーを送ってきました。遠隔送信エネルギーワークとは、遠く離れている人に、イメージでエネルギーを送ることです。

「そういわれても、私には無理です」と思うかもしれませんが、じつはそれほど難しいことではありません。適切な方法で行うと、どれほど相手が離れていても、必ずエネルギーが届きます。

私たちが日常的に使う言葉のなかには、虫の知らせ、以心伝心、阿吽の呼吸などというものがあります。思いやエネルギーを相手に届けることを、私たちは昔から自然に行っているのです。

実践に際しては、まず自分自身がどういうエネルギーを相手に送るのかを明確にイメージし、意図します。すると、「この人にこういうエネルギーを送る」ということが決まります。

あとは、そのエネルギーが一瞬で飛んでいって相手に伝わるとイメージし、気のボールを飛ばす動作をしてください。

120ページでお伝えした光のエネルギーを送ることもできます。自分だけが光でスッキリするのではなく、そのスッキリしたエネルギーで気のボールをつくり、相手にポーンと飛ばすのです。

大切な人のところに届いたら、エネルギーが頭から入り、相手の周囲の「トーラスエネルギーフィールド」がフワッと明るくなり、その状態がしばらく続いているとイメージします。すると、相手の状況がだんだんと変わってきます。

また、メビウスワークのエネルギーを送ってあげるのもおすすめです。

メビウスの片方の輪に相手を、もう片方の輪に周囲の人たちを入れて、よき人間関係で結ばれることをイメージし、そのイメージごと相手に送ります。これによって、その方のご縁、さまざまな人間関係、経済状態も改善したという実例がたくさんあります。

エネルギー変換を日常生活に定着させる「万能ワーク」

本書をここまでお読みくださった皆様は、さまざまな場面におけるエネルギーの使い方が、かなりわかってきたと思います。それをぜひ、毎日の生活の中でどんどん活用してください。

最後に、どんな状況でもすぐにエネルギー変換ができる「万能ワーク」をご紹介しましょう。

ふと気がかりなことを思いだしたり、ネガティブな感情が湧いてきたりしたら、そのエネルギーをひょいと取りだして、両手の間に持ってきます。そして、感じてみましょう。ちょっと暗いな、なんだか弱々しいな、少し重いな、など。

次に、そのエネルギーをいったん自分の胸の前に置きます。「ホールド」と唱えると、ちゃんと置くことができます。

そして、目の前のエネルギーの源になっている気がかりな状況が「最高の状態へと変化していく様子」をイメージしましょう。イメージの中で状態が変化するにつれ、そのエネルギーも明るく軽いものへ自然に変化していきます。

「これでよし、最高の状態になった」と感じたら、そのエネルギーが光り輝いていくとイメージし、心から喜び、思いきり愛でながら、エネルギーを気のボールにして頭頂へ持っていき、全身にインストールします。すると、なんともいえない安心感と幸福感が体全体と周囲にも広がっていきます。

この「万能ワーク」を習慣にすることで、あなたの脳と心と体が活性化し、ネガティブな潜在意識が書きかえられていくでしょう。

あなたのエネルギーが変われば宇宙が変わる

人生で起きるすべての出来事は、自分がつくりだしています。

ですから、あなた自身が変われば、現実は変わります。

そのためにはまず、望む状態をイメージし、すでにそうなっているエネルギーとつながることが何よりも大切です。

そして、そのエネルギーを自分自身にインストールして、現実を変えていくのがトーラスワーク（180ページ）、愛情を込めて大切な人に送るのが遠隔送信ワーク（215ページ）です。

人だけではありません。動物、植物、鉱物、身近にあるさまざまな物や、あなたがいる空間も同様です。縁あるものすべてをよりよいエネルギーで満たしていきましょう。

地球や宇宙についても同じことです。すべてはつながっています。自分は地球や宇宙の意志とともにあると思って、お伝えしたワークを実践してください。

そして、すべてがしっくりきたと感じたら、感謝の言葉を発しましょう。

よかった、ありがとう。

すべての宇宙にありがとう。

すべての地球にありがとう。

すべての時空にありがとう。

すべての存在に感謝します。

すべてのご縁に感謝します。

すべての私に感謝します。
私のすべてにありがとう。ありがとう。ありがとう。

すると、ハートの中心から魂のエネルギーが湧きあがってきます。
自分の生まれてきた目的と本当の才能に目覚め、それをいかして自他ともに幸せに生きる自他実現の人生が、そこからはじまります。

おわりに――3か月で見違えるほど人生が変わる！

現在私は、脳と心と体を活性化し、すばらしい自他実現人生をつくる「アウェイカープログラム」を展開しています。「アウェイカー」とは、本当の自分に「目覚めた者」です。全脳活性メソッドを使って潜在意識を書きかえて、本当の自分（魂）が望む人生を歩んでいこうというのがプログラムの趣旨で、私がこれまでの24年間で培ってきたノウハウが凝縮されています。

もちろん、本書にはそのエッセンスがたっぷりと含まれています。ご紹介したさまざまなワークはどれも実効性の高いものであると同時に、皆様に楽しんでいただけるものだと確信しています。ワークを3か月つづければ、新しい脳内回路ができて、どんどん人生が変わっていきます。

ただ、その「3か月」が課題でもあります。本文でも触れたように、最初のうちは楽しんで実践できても、ひとりでつづけようとすると途中で飽きてしまうという、とてももったいない事態が発生しやすいのです。

そこで「アウェイカープログラム」では「バディシステム」を設けました。メンバーになると、すでに全脳活性メソッドを身につけた人が相棒（バディ）となり、行き詰まったときや迷ったとき、ワークの実践法が今ひとつわからないときなどに、ひとりひとりに合ったアドバイスをしてくれます。

また、セミナーは、オンラインとリアルの両方で開催していますので、遠方の方はご自宅で、都合のよいときに受講していただくことが可能です。すでに海外の受講者も増加中です。

もしも「アウェイカープログラム」にご興味をお持ちでしたら、ぜひ体験レッスンにご参加ください。次ページのＱＲからＬＩＮＥにご登録いただければ、最新情報がお手もとに届きます。

私たちと一緒に、３か月で人生を変えましょう！

２０２０年９月秋分の日　国生み神話ゆかりの沼島にて

全脳活性プロデューサー　山岡尚樹

山岡尚樹（やまおか・なおき）

一般社団法人 新脳力発見育成協会 代表理事　アウェイカープロジェクト主宰
　人の脳に秘められた潜在能力を、音や香りによる脳活性、イメージと気のエネルギーを使った実践ワークで引き出し、さまざまな願望を叶える全脳活性プロデューサー。最新の脳科学と古今東西の能力開発法を統合した「全脳活性メソッド」は、24年間で11万人以上が受講し、集中力や創造力の向上、短期間での願望実現、人間関係や経済状況や健康状態の改善など、人生のあらゆる分野で劇的な変化を起こしている。現在、全脳活性のプロを育成する「アウェイカープログラム」を普及し世界各地に認定講師が誕生中。
　脳力開発や願望実現法に関する著書等は15冊以上、累計販売数は約40万部。『聞くだけで脳が目覚めるCDブック』（あさ出版）は7万部を超え、海外でも翻訳出版されている。また『聴くだけで頭がよくなる！「残り97％の脳」が目覚めるCDブック』（マキノ出版）は、だれもができる右脳開発法として5万部を超えるベストセラーとなる。

新脳力発見育成協会 HP　https://neobrain.jp/
◆最速で全脳活性できる秘伝「特別音声セミナー」プレゼント中
→ LINE@ocn0398u

全脳活性で潜在意識を書きかえる

2020年11月6日　初版発行

著　者　山岡尚樹
発行者　太田　宏
発行所　フォレスト出版株式会社
〒162-0824 東京都新宿区揚場町2-18白宝ビル5F
電話 03-5229-5750（営業）
電話 03-5229-5757（編集）
URL http://www.forestpub.co.jp/
印刷・製本　日経印刷株式会社

ISBN978-4-86680-101-8 Printed in Japan

『全脳活性で潜在意識を書きかえる』

購入者
無料特典

脳科学×量子力学に基づいた
プラチナ動画エクササイズ

登録後すぐに視聴・実践できる
３つのエクササイズ動画を
完全無料プレゼント

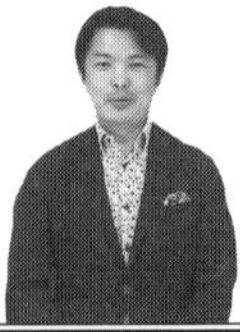

潜在意識を短時間で書きかえることができる全脳活性メソッド。
その中でも基本となる大きな体感、変化が感じられる厳選されたエクササイズ。

Exercise.1 【ブレイン】エクササイズ

脳の周波数を一瞬で快適な状態に変える「聞くだけ瞑想」

脳科学で証明されている、リラックスと最高の集中状態。
閃きや第六感が冴える脳の状態を、特殊なサウンドを
聞くだけで、いつでもどこでも再現。

Exercise.2 【潜在意識】エクササイズ

潜在意識を占めている「観念」や「過去の記憶」を
最高の「パラレルワールド」に書きかえる

多くの人の潜在意識は過去の失敗や思い込み、
ネガティブな意識に囚われています。
その状態をクリアにし、本当の自分が望むパラレルワールドを
創造し潜在意識をその世界に書きかえる。

Exercise.3 【エネルギー】エクササイズ

願望を具現化するエネルギー体験

生体エネルギー・天体エネルギー・パワースポットや
御神気。これらを感じ、巡らせていくことで現実を
変える力を手に入れる体験。

※無料プレゼントはWeb上で公開するものであり、小冊子・CD・DVDなどをお送りするものではありません。
※上記特別プレゼントのご提供は予告なく終了となる場合がございます。あらかじめご了承ください。

読者プレゼントを入手するには
こちらにアクセスしてください。

http://frstp.jp/zennou